数字化正畸

Digital Planning and Custom Orthodontic Treatment

原　著　[荷] K. Hero Breuning

　　　　[美] Chung H. Kau

主　审　金作林

主　译　武俊杰

副主译　张　浩　徐子卿

译　者（按姓氏笔画排序）

　　　　刘　倩　祁祎喆　李　笑

　　　　张　浩　武俊杰　贺娇娇

　　　　徐子卿　梁　源

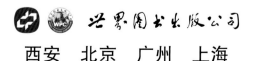

世界图书出版公司

西安　北京　广州　上海

图书在版编目（CIP）数据

　　数字化正畸/（荷）赫瑞·布朗宁（K. Hero Breuning），（美）邱忠厚（Chung H. Kau）主编；武俊杰主译 . —西安：世界图书出版西安有限公司，2018.9
　　书名原文：Digital Planning and Custom Orthodontic Treatment
　　ISBN 978-7-5192-4913-7

　　Ⅰ . ①数… Ⅱ . ①赫… ②邱… ③武… Ⅲ . ①口腔正畸学 Ⅳ . ① R783.5

　　中国版本图书馆 CIP 数据核字（2018）第 210568 号

Digital Planning and Custom Orthodontic Treatment by K. Hero Breuning, Chung H. Kau, Shushu He, Thomas W. Ŏrtendahl, Philippe Salah, Orhan Tuncay, Neil Warshawsky, ISBN: 9781119087779
This edition first published 2017
©2017 John Wiley & Sons, Inc.
All Rights Reserved. This translation published under license. Authorized translation from the English language edition, Published by John Wiley & Sons. No part of this book may be reproduced in any form without the written permission of the original copyrights holder, John Wiley & Sons, Inc.
　　本书中文简体版专有翻译出版权由 John Wiley & Sons, Inc 公司授予世界图书出版西安有限公司。未经许可，不得以任何手段和形式复制或抄袭本书内容。

书　　名	**数字化正畸**	
	SHUZIHUA ZHENGJI	
原　　著	[荷] K. Hero Breuning　　[美] Chung H. Kau	
主　　译	武俊杰	
责任编辑	马元怡	
装帧设计	新纪元文化传播	
出版发行	**世界图书出版西安有限公司**	
地　　址	西安市北大街 85 号	
邮　　编	710003	
电　　话	029-87214941（市场营销部）	
	029-87234767（总编室）	
网　　址	http://www.wpcxa.com	
邮　　箱	xast@wpcxa.com	
经　　销	新华书店	
印　　刷	陕西金和印务有限公司	
开　　本	787mm×1092mm　　　1/16	
印　　张	7.5	
字　　数	110 千字	
版　　次	2018 年 9 月第 1 版　　2018 年 9 月第 1 次印刷	
版权登记	25-2017-0146	
国际书号	ISBN 978-7-5192-4913-7	
定　　价	85.00 元	

医学投稿　xastyx@163.com　‖　029-87279745　　87284035
☆如有印装错误，请寄回本公司更换☆

原书作者简介

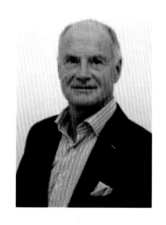

K. Hero Breuning

K. Hero Breuning 在荷兰乌德勒支大学完成牙科和正畸专业训练，之后在荷兰蒂尔开设私人正畸技工室。工作中他与颌面外科医生紧密合作，并在阿姆斯特丹自由大学完成了关于下颌骨牵张成骨的博士研究。他曾在荷兰内梅亨大学正畸与颅面生物学教研室从事三维影像研究，并任副教授。已经发表了 60 余篇文章，在多个重要正畸会议上发表过演说，并针对多个主题在 16 个国家进行过授课，还担任多个正畸学杂志的审稿人。目前，他是正畸技工室的讲师、研究者、顾问以及培训师。他热爱家人，喜爱艺术，热衷于参加高尔夫、滑雪及航海等活动。

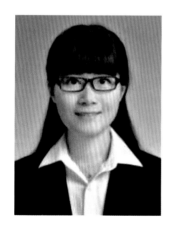

Shushu He

Shushu He 就读于四川大学华西口腔学院，并在四川大学攻读正畸研究生课程，期间被评为四川大学优秀牙科学生和博士生，也是美国阿拉巴马大学伯明翰分校的访问学者。现为四川大学华西口腔学院正畸系国家重点实验室口腔疾病实验室讲师，并在同行评议的期刊上发表了多篇文章。

Chung H. Kau

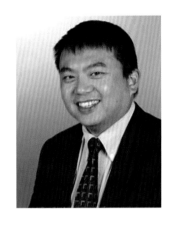

Chung H. Kau 是美国阿拉巴马州伯明翰的阿拉巴马大学正畸系主任和教授。他是美国正畸学委员会的院士，从事临床正畸工作，并对三维和转化医学的研究有着浓厚的兴趣。目前，他是多项基金的首席研究员，有超过 320 万美元的研究经费。他在正畸文献的撰写方面十分积极，发表了超过 300 篇的同行评议文章、会议论文及讲座。2011 年，他还被爱丁堡皇家外科医学院任命为 King James Ⅳ 教授。

Thomas W. Örtendahl

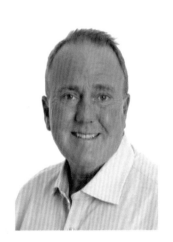

Thomas W. Örtendahl 是瑞典正畸协会，欧洲正畸协会，美国舌侧正畸协会和世界舌侧正畸协会的会员。1983 年，他在瑞典哥德堡大学完成了牙科训练。1987 年，他完成了博士学业，开始了他的正畸训练，并于 1991 年完成。自 1997 年以来，他在世界各地演讲，主题包括美学正畸治疗，在哥德堡大学当了 10 年的临床讲师。他是《舌侧美学正畸》（精粹出版社，2011 年）一书的作者之一，是数个研发部门的顾问。他是瑞典默恩达尔市微笑（Smile）集团的首席矫正医师。

Philippe Salah

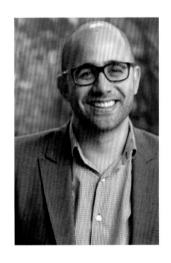

Philippe Salah 毕业于法国巴黎综合理工学院，获生物物理学博士学位，在他职业生涯的早期他就潜心正畸学研究。2007 年，他与人共同创建了 Harmony 系统，这是第一个完全定制的自锁舌侧矫治解决方案。美国口腔正畸公司（AO 公司）于 2011 年收购了"Harmony"，并在国际上取得了长足的发展。2013 年，在对优化和深度学习算法的兴趣激励下，他与一组医生、研究人员和工程师一起创立了牙科监控（Dental Monitoring）。牙科监控是世界上第一个用于自我监控牙科治疗的网络和移动应用，为医生提供了患者治疗过程的实时监控，包括非常精确的牙齿三维定位和有效的沟通工具。

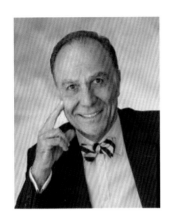

Orhan Tuncay

费城正畸专家 Orhan Tuncay 是世界正畸界的一个领军人物。他作为一名正畸医师的学术生涯以其在正畸领域的贡献、创新和进步而著称。他担任了 30 多年的系主任，在美国和其他国家培训了数百名正畸医师。他的职业生涯始于宾夕法尼亚大学牙科医学院生物化学系。后来，他在同一所医院接受了牙齿矫正训练。他以研究牙齿运动的生物学、Meta 分析、面部美学、人脸的三维成像和动画而闻名。他拥有 3D 成像领域创新性的专利。作为正畸医生他在科学和专业组织中担任过多项职务，包括：美国正畸医师协会科学事务委员会主席，费城正畸医师协会主席，国际和美国牙科研究协会颅面生物组主席。他所主编的教科书《Invisalign® 系统》(精粹出版社，2006 年) 是世界上第一本关于 Invisalign 的教科书。此外，他还是 4 家国际期刊的创始编辑。

Neil Warshawsky

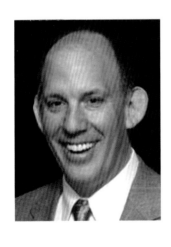

Neil Warshawsky 是芝加哥地区处于领先地位的正畸连锁机构——Get It Straight 正畸诊断的创始人和所有者。自 1992 年以来，他成为一名具有双重委员会认证的正畸专家，有超过 23 年的唇腭裂和颅面病例经验。目前，他是伊利诺伊大学颅面中心的外科副教授。在他的私人正畸执业中，他专注于美学。在美国，他是 IncognitoTM 舌侧矫治器的最大用户之一。他在北美为 3M 口腔保健中心教授高级课程，在世界各地为 Dentsply Raintree Essix 教授关于 Essix 设备制造和设计的实践课程。

译者序

　　随着计算机技术的迅猛发展，数字化技术在口腔医学领域得到了如火如荼的开展。在口腔医学的诸多分支学科中，口腔正畸学是与数字化技术结合最早、最广泛、最紧密的学科之一。数字化技术在口腔正畸专业中的应用主要体现在以下方面：错𬌗畸形患者牙颌资料的数字化采集与获取，错𬌗畸形的数字化诊断与分析，矫治方案的制订，矫治器的设计与制作，疗效的评价与对比等。可以说，数字化技术已经全面渗透到口腔正畸领域的各个方面。然而，目前国内还没有出版相关专著，全面介绍数字化技术在口腔正畸方面的应用。笔者有幸拜读了 Dr. Breuning 和 Dr. Kau 最新主编的《数字化正畸》一书，深感欣喜。两位作者都是口腔医学数字化领域的著名学者，一直活跃在该领域的最前沿。该书内容丰富、新颖，系统全面介绍了数字化技术在口腔正畸的发展及应用。笔者认为有必要将其翻译成中文，以便于国内同行及时了解相关进展，从而有利于推动国内数字化正畸的发展。

　　本书的翻译主要由空军军医大学口腔医院正畸科的博士团队完成，还特别邀请了国内舌侧矫正领域知名青年专家徐子卿博士参与翻译。特别荣幸的是，本书由中华口腔医学会口腔正畸专业委员会候任主任委员、陕西省口腔医学会口腔正畸学专业委员会主任委员、空军军医大学口腔医院正畸科主任金作林教授在百忙中担任主审。在此，笔者对他们为本书所做的贡献和给予的支持表示衷心的感谢！

　　由于水平所限，翻译不妥之处请各位同行批评指正。

武俊杰

2018 年 8 月 31 日

前 言

在过去的十几年里，错𬌗畸形的记录、分析，矫治计划的制订，矫治器的设计与制作等方面有着巨大的创新和发展。传统的诊疗方法，例如使用石膏模型和二维（2D）影像，选用标准正畸托槽、手工黏接托槽及手工弯制弓丝，都不能达到高效可控的正畸治疗。如今，正畸医生可以为需要正畸治疗和（或）正颌治疗的患者拍摄三维（3D）影像，通过牙列、颌骨以及颜面部的三维影像设计出正畸治疗计划，并通过计算机辅助设计（CAD）和计算机辅助制造（CAM）制作出个性化的正畸矫治器（个性化托槽，个性化矫治器等）。如果使用这些个性化矫治器，正畸治疗的效率和可控性将大大提高。CAD/CAM 技术可以代替手工托槽的人工选择、托槽的人工定位以及手工弯制弓丝。

现在，患者常希望在开始治疗前可以参与讨论诊断性排牙及面型改变的预测。他们也希望花费较少的治疗时间，应用更加美观的矫治器，无需过多的配合也能够从对牙齿移动的监控中得到相关信息。如果牙齿没有按照计划移动（因为矫治器未起作用或是无效的矫治机制），就应该提醒正畸医生和患者。如果诊断性排牙提示正畸治疗中包括骨骼的矫正，外科手术就应当成为治疗计划和实际治疗过程中的一部分。

虚拟治疗计划中 3D 呈现的牙列及颌骨的改变将允许用于预测术后的面部改变。由于可以制订准确的数字化手术方案，那么术前术后的牙齿移动就可以得以量化评估。

根据需要，可以在正畸治疗的早期就进行手术，早期手术治疗（手术优先）被认为可以尽可能早的改善脸型和患者的口腔功能。3D 影像按照 1∶1 的比例制订出虚拟的计划，因此正颌手术就被认为具有可预测性和可控性。

正畸医生和正颌外科医生可以将 3D 文档资料和治疗计划传送到技工室，对牙列或部分颅骨进行分段模拟。牙列分段后，技师可以按照由口腔科医生或正颌外科医生制订的治疗计划设计出初始模拟治疗。当然，医生也可以在诊所里使用专门的软件来自行模拟牙列分段。如果技工室已经进行了初步的排牙，正畸医生需要使用 CAD/CAM 软件做出一个明确的模拟。在计划治疗和可替代的预备方案推出之前，还可以与其他的口腔科专家探讨这个模拟过程。

设计和制作矫治装置，需要 1∶1 比例的 3D 数字化记录以及牙列和颌骨的数字化模拟。使用虚拟头颅进行实际模拟和治疗方案的介绍，被认为是医患交流的一个可靠手段。

协商好治疗计划以及费用后，医生就可以设计出治疗过程中的个性化正畸矫治器和正颌的矫治装置。活动矫治器、固定矫治器和一系列排齐矫治装置或是相关的矫治器就可以被用来正畸治疗。牙科技工室通常会设计出选定的矫治装置系统（CAD），待正畸医生批准矫治装置的设计（比如托槽位置或是隐形矫治的附件位置）后，就可以制作出这些装置（包括一系列用于固定矫治的个性化弓丝），目的是能够有效地控制牙齿移动。将设计中托槽或附件的最终模拟位置转移到患者真实的牙列上需要间接黏结技术。由于患者要求缩短固定矫治的治疗时间，治疗可以以固定的个性化矫治装置开始，隐形矫治结束。

这种"融合"的正畸治疗方法（结合不同矫治器进行治疗）在不久的将来是一种治疗的选择。只有增加治疗阶段的可控性和治疗变化的监控性，才能使相当数量患者的治疗更加具有预测性、有效性，同时治疗质量不会降低。无论患者还是相关的牙医都将会乐于在虚拟头颅上制订正畸正颌治疗计划，他们也将乐于看到牙齿及颜面部治疗的预测结果。

牙移动的监控以及治疗各个阶段口内扫描和照片的拍摄将使得治疗计划更加可控及优化。

本书对正畸学新进展的介绍将集中体现在 3D 数字化成像、数字化的治疗计划、CAD/CAM 制作的矫治器、治疗阶段及结束后的监控。在本书中介绍了一些个性化的矫治器的工作流程（Invisalign，Incognito，Harmony，Insignia，eBrace/eLock 和 suresmile），最新的个性化系统的改进也将在每个章节中呈现。

本书的内容将在不久后发生改变，因此有必要在未来更新已经发表的资料。

我们可以合法地使用某些公司的图片，这些公司的具体名单请参照本书附录。

这本书 11 个章节也是按照患者的治疗流程编排的。

K. Hero Breuning

Chung H. Kau

致　谢

　　K. Hero Breuning 首先想要感谢 Anne Marie Kuijpers-Jagtman 教授，因为在她的允许下才有了探索正畸学新发展的机会。当然，很高兴 Chung H. Kau 教授对编写著作来介绍正畸学的新发展产生兴趣，我们一起对 COT 系统（定制化正畸治疗）这个概念进行了介绍。Anne Marie 和 Chung 都认识到，在牙齿矫正治疗中进行数字化计划和使用数字化的设备将取代传统的牙科印模、2D 射线照片、数码 2D 照片以及用石膏和蜡进行的排牙。我非常感谢所有共同作者所写的章节，他们与我们和读者分享了他们的知识。同样我还要感谢那些花时间与我分享他们最新进展的公司，并允许我们使用他们的一些图片。最后，我要感谢在威利出版社工作的编辑人员为将非英语母语人士的英语翻译成可读的英语所做出的辛勤工作。Chung H. Kau 也感谢章节的作者和编辑的出色工作，当然也感谢这些允许在这本书中使用他们图片的公司。

郑重声明

　　本书的内容旨在进一步促进科学研究，并不为特定患者推荐或推广特定的诊断、治疗方法。出版商、作者、译者没有就本书内容的精确性和完整性作任何保证，并且明确否认任何负责任的保证，例如针对特定目的健康和疗效的保证。针对正在进行的研究、设备升级、仪器更新换代、政府法规的变化、设备和用药等信息的不断完善，有读者要求审查和评估其包含的详尽信息例如每种药物、设备和装置的各种信息，并希望对部分问题提供详细的指示、警告和预防措施，对于这种情况读者应适当咨询专家。任何组织或网站在本书中被引用时，并不意味着作者或出版商认可该组织或网站提供或建议的任何信息。读者还应意识到，本书所列的互联网网站在著书和阅读时可能发生变化甚至消失，本作品的任何推广声明，不为其提供任何担保。无论是出版商还是作者，都不对由此产生的任何损害负责。

目　录

牙列资料的获取

K. Hero Breuning

概 述

现在迫切需要一种可以记录牙列及颌面部复合体的新方法。新技术主要依赖于先进的工具和软件来准确地捕捉牙齿的情况。但是，为了将这种新技术常规应用到临床实践中，需要通过一个完全数字化、高精准且易操作的系统来创造一个全球的信息平台。一个完全数字化的工作流程能够将矫治器正确并且快速地通过快递传到全球的消费者手中。另外一个更重要的优点是如果矫治器可以被数字化构建，成本一定会降低，因为制作过程需要的操作人员更少，而运输时间及成本也不会延误制作过程。建立个性化的技工室将推动正畸领域的下一个大变革。目前为止，准确反映出牙列情况是实现成功正畸过程中最重要的一步。传统的石膏模型正在逐渐被数字化模型所取代[1]。这些数字化模型，通常是通过将石膏模型或印模快递到可以进行激光扫描或计算机断层扫描（CT）的专业公司[2-5]来获得。众所周知，通过口腔印模材料[如藻酸盐和加聚型硅橡胶（PVS）]获得的石膏模型在某种程度上会发生尺寸的改变。在运输、取模和灌注石膏模型的过程中，印模的尺寸和石膏模型的准确性会大打折扣。所取得的印模经过消毒后，运送到牙科技工室进行石膏模型的灌注，然后模型被送到正畸技工室存放。在正畸治疗过程中石膏模型还要经常被重新取回，也会使其变得易碎。而现在我们可以通过桌旁激光扫描或者是精准的CT扫描仪扫描石膏模型或牙列印模，把这些资料转换成为数字化的牙殆模型（图 1.1）。

据文献报道，从口腔印模直接扫描

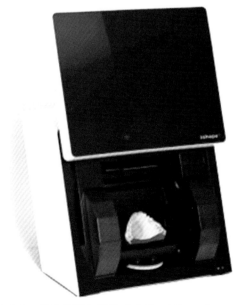

图 1.1 牙科模型扫描仪（公司：3Shape）

的数字化牙殆模型，它的准确性与"金标准"石膏模型相比已经足够用来分析信息及制订矫正方案。但通过这种方法获得数字化牙殆模型仍需要口腔印模或是石膏模型。因为先取口腔印模或制作石膏模型仍是间接获得数字化牙殆模型的方式，所以直接获取数字化牙殆模型的方式引起了人们的兴趣。

一种直接获得牙列情况的方法是通过使用锥束计算机断层影像（CBCT）成像[6]。这种射线成像可以用来进行牙列分析，但会使患者暴露于射线下，而且射线成像的质量与射线使用的剂量有直接关系（图1.2）。因为根据ALARA原则（用尽可能低的放射剂量来获得成像的原则），CBCT不建议用来牙列成像。

为了满足数字化且节省印模材料的要求，许多公司已经研发了数字化口内印模的扫描系统以便获得任何类型的牙科扫描（更多的信息请参照这个章节的信息，登录这些公司的网址）。只有口内扫描系统可以扫描全口的牙列从而取代牙列印模的制取。通过扫描仪的相关

文件[立体光刻成形（STL）格式文件]可以取得数字化牙殆模型（图1.3）。这些数字化的模型经过专用软件的处理，可以用来进行错殆畸形的诊断、牙列的分析、数字化的治疗计划以及设计正畸正颌矫治器。最近十多年，若干个口内扫描仪也已被研发。最初被研发出的口内扫描仪有一些劣势，比如需要用粉状物质处理牙列（powdering the dentition）扫描速度慢，扫描头比较笨拙等[7]。口内扫描仪目前已经是牙科技术的前沿热点，很有可能淘汰繁琐的取印模方式。如果数字扫描能够被利用，这将是下一个趋势。当然，如果口腔医学的目标是操作能够更简洁、更快速、更精准，那么这项技术终将被合理的利用。

口内扫描仪扫描牙列关系是很简单的。口内扫描仪的殆记录不需要分别记录咬合关系。使用口内扫描仪可以快速地、直接地、准确地捕捉到口内情况（图1.4）。如果使用口内扫描仪，数字化

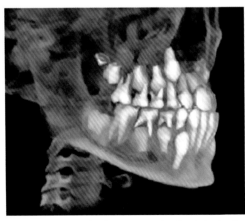

图1.2 CBCT成像的上下颌牙列（公司：Anatomage Inc.）

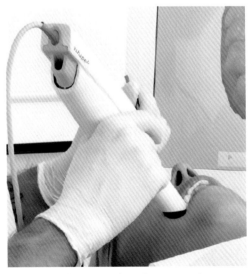

图1.3 口内扫描仪（公司：3Shape）

牙𬌗模型可直接用于错𬌗畸形的诊断和分析。

口内扫描仪的数字化工作流程

扫描仪的成像（一些扫描仪可以扫描到色彩的图像，同时获得一个高清的影像）有它的优势，它可以取代传统的石膏模型（图1.5），获得牙列的图像（图1.6）。口内扫描是一个直接的操作过程，最终的口内扫描操作比传统的印模获取之所以更加精确，是因为口内扫描不易于出现传统印模尺寸的差错，比如气泡、印模材料的断裂、印模托盘的不精确、过多过少的印模材料、印模材料不附着在托盘上，以及消毒和运输过程中印模材料的变形。

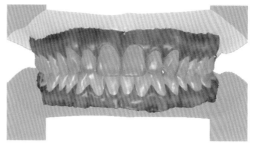

图1.5　彩色扫描仪下的数字化牙𬌗模型（公司：3Shape）

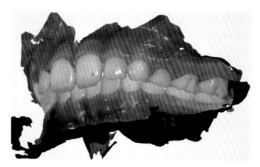

图1.6　彩色的口内扫描成像（公司：3Shape）

局部不准确的扫描结果可以通过局部重新扫描得到改善，因此就不需要耗时全部重新扫描。口内扫描对取印模恐惧的患者（特别是上颌印模的获取）和腭裂的患者特别有益，他们在取印模的时候可能承担印模材料误吸的风险，也适用于标准的印模托盘不合适的患者。口内扫描有利于正在实施固定矫治的患者，因为固定矫治器的存在会使获取的印模会发生严重的变形。现在口内扫描所需的平均时间比传统的PVS取模（第一次取模使用重体材料，第二次取模使用轻体材料）时间短，但是比藻酸盐印模材料取模时间长。多数的患者陈述口内扫描比传统的印模获取更舒适，特别是PVS印模，但是也有一些研究得出相反的结论[8-11]。可以预计到，扫描时间

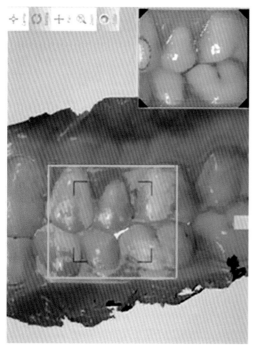

图1.4　牙列的扫描（公司：3Shape）

缩短及不含粉的扫描将提高患者对扫描体验的满意度。人们期待能提高扫描仪自身的扫描速度。例如，目前新研发的iTero口内扫描在广告宣传中提到扫描时间比的iTero老式扫描仪快20倍。扫描软件的改善进一步缩短了扫描时间。快速的口内扫描、完善的软件和运行快速的电脑三者结合在一起（电脑配置英特尔i7单核处理器，高速NVIDIA显示卡，以及至少16GB的内部存储卡）可以进一步缩短扫描时间。对于牙列、牙槽骨、上颌的扫描不难。但是，经验不足的操作人员将发现完成第一次的口内扫描很费时间。因此，操作人员对扫描仪的熟悉程度将会严重影响完成扫描所需的时间。后牙的扫描有时候会很难，特别是第三磨牙，尤其是患者大张口有限时，也很难扫描口腔前庭的底部。扫描点的维度和湿度也很难控制。超薄的扫描头的设计将提高患者在扫描过程中的舒适度。

口内扫描的立体光刻成形的资料文件（STL）普遍适用于软件程序，同时也可以被用来制作数字化牙殆模型和分析，制订治疗计划。治疗计划的制订后，如果患者也接受了治疗计划，就可以和患者就选用何种矫治器进行对话。

这些数字化的模型、文档资料和矫治器的设计可以传输到全世界的多个制作平台（数字化技工室），无论何种矫治器都可以被制作出来。这项新的矫治器制作的程序，被称为数字化的工作流程，这一技术对所有从事口腔医学的人员都有巨大影响，而不仅仅是正畸学。对于个性化矫治器的制作，数字化印模被传输到牙科技工室后，技工室可以对它的质量进行控制，数字化印模被修整后，特定的矫治器就能直接生产。所以口内扫描仪的使用缩短了生产和运输个性化正畸矫治器需要的时间。

购买口内扫描仪对于正畸技工室来说是一个利润较大的投资，随着口内扫描操作的实施，会降低因牙列印模不精确重新获取的需求，也降低了消毒和运输过程中重新取模的需求。此外，数字化牙殆模型的使用将不需要专门的空间来存储石膏模型。另一个优点是在数字化的文件被传输期间，可以直接用数字化牙殆模型和患者探讨治疗计划。让患者相信口腔和正畸治疗的服务质量是非常重要的。患者相信如果工作室投入了设备，他们将在正畸治疗中获得更好的体验。事实上，患者喜欢看呈现在他们面前的扫描图像。口内扫描仪对于牙科操作来说也是一个市场营销的工具：经患者同意后，扫描图像的全过程可以在牙科的候诊室里播放，患者及他们的家人或是其他陪伴的人可以目睹一个在特定牙科诊室中生动而先进的操作。扫描完成后，口腔科的工作人员将患者STL文件和其他的数字化文档资料上传到牙科技工室的电脑上，或是存储在他们自己办公室电脑软件上的记录资料里。口腔医生可以轻松地与矫治器制造商、同事、口腔科和临床的专家及患者共同分享数字化牙殆模型。

数字化牙𬌗模型的准确性

一些研究比较了不同数字化模型获取方法的准确性和可靠性，比如激光或是光学扫描石膏模型、激光扫描印模、CT 扫描石膏及印模和口内扫描。这些研究使用了不同的扫描仪和不同的软件程序，这会限制电脑输出的能力，因此就不好比较结果。多数研究发现数字化模型上的测量值与传统模型相比有统计学差异，但极少具有临床意义[6,11-13]。

超过 0.3mm 的覆盖、覆𬌗和牙齿的大小的差异，以及超过 0.4mm 横向和矢状向参数，通常被认为具有临床的意义。对于上下颌 6 个前牙宽度总和的差异，可以使用 0.75mm 的阈值。对于上下颌 12 个牙宽度的总和，在测量牙𬌗模型时 1.5mm 的差异可以将统计学意义和临床意义区别开来。没有足够的文献指出不同操作者的参考点定位不同将直接影响测量的重复性。因此，石膏模型或是数字化模型的直接测量，即使当参考点被准确地描述，也存在某种程度上的不精确。当使用特定的参考点定义测量石膏或是数字化牙𬌗模型的不同时，各种测量方法的标尺，或者是电脑软件将没有必要解决参考点的定义这个问题，所以测量的不同不能代表测量距离真实的不同。为了更好地定义测量点，随着数字化模型被放大、被分割，数字化模型上点的定义更加精确。使用专门的软件重叠数字化牙𬌗模型，比如 Geomagic 和 Maxillim 在数字化牙𬌗模型上比较牙列和牙槽骨大小和体积是一个不错的选择。彩色的标尺用来评估不同的数字化牙𬌗模型的大小和体积（图 1.7）。研究表明石膏模型上的测量也不能代表真实的牙列情况，这是因为印模材料和石膏模型灌注的过程可能会发生维度的改变。但是，石膏模型被用来分析、制订治疗计划，制作矫治器已有 100 多年了。据报道许多牙医和正畸医生反映扫描石膏模型成印模，即使用蜡咬合记录，所获得的咬合关系也不准确。如果使用口内扫描仪，就直接记录上下颌牙列的关系。

对于个性化的正畸矫治器，为了制订计划和制作矫治器，印模必须被运输到其他国家。藻酸盐印模材料多天以后变得不稳定以至于不能够被运输，所以，为了在其他国家制作个性化的矫治器，应该选择 PVS 印模材料或是口内扫描。扫描仪将呈现 1:1 比例的彩色图像，可以取代传统的口内摄影方法。

结　论

据预测，口内扫描仪将很快取代传

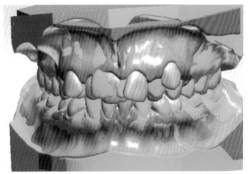

图 1.7　两个数字化牙𬌗模型的重叠（公司：3Shape）

统的印模获取方式。扫描时间将缩短，扫描探头将会更加小巧。口内扫描过程很卫生，直接成像，没有运输的必要，存储和查找模型也非常简单。数字化牙科模型可以用来与其他人分享，可以放大、剪裁，可以通过专门的软件来分析病例、制订方案、制作矫治器。牙科技工室也可以使用扫描仪的文件。再者，口内彩色的扫描能够取代传统的口内摄影，将展现原本的色彩，并且呈现的是1∶1的比例。

■ 参考文献

[1] Fleming P S, Marinho V, ohal A. Orthodontic measurements on digital study models compared with plaster models: a systematic review Orthod Craniofac Res, 2011, 14: 1–16

[2] Asquith J, Gillgrass T, Mossey P.Three-dimensional imaging of orthodontic models: a pilot study. Eur J Orthod, 2007, 29: 517–522

[3] Mullen S R, Martin C A, Ngan P, et al. Accuracy of space analysis with emodels and plaster models. Am J Orthod Dentofacial Orthop, 2007, 132: 346–352

[4] Stevens D R, Flores-Mir C. Nebbe B, et al. Validity, reliability, and reproducibility of plaster vs digital study models: comparison of peer assessment rating and Bolton analysis and their constituent measurements. Am J Orthod Dentofacial Orthop, 2006, 129: 794–803

[5] Kusnoto B ,Evans C A. Reliability of a 3D surface laser scanner for orthodontic applications. Am J Orthod Dentofacial Orthop, 2002, 122, 342–348

[6] Wiranto M G, Engelbrecht W P, Tutein Nolthenius H E, et al.Validity, reliability, and reproducibility of linear measurements on digital models obtained from intraoral and cone-beam computed tomography scans of alginate impressions. Am J Orthod Dentofacial Orthop, 2013, 143, 140–147

[7] Kravitz N D, Groth C, Jones P E, et al. Intraoral digital scanners. J Clin Orthod,2014, 48, 337–347

[8] Garino F, Garino B. The OrthoCAD iOC intraoral scanner: a six-month user report. J Clin Orthod, 2011, 45 161–164

[9] Vasudavan S, Sullivan S R, Sonis A L. Comparison of intraoral 3D scanning and conventional impressions fo fabrication of orthodontic retainers. J Cli Orthod,2010, 44, 495–497

[10] Yuzbasioglu E, Kurt H, Turunc R, Bilir H. Comparison of digital and conventional impression techniques: evaluation of patients' perception, treatment comfort, effectiveness and clinical outcomes. BMC Oral Health,2014, 14: 10

[11] Grünheid T, McCarthy S D, Larson B E. Clinical use of a direct chairsid oral scanner: an assessment of accuracy, time, and patient acceptance. Am J Orthod Dentofacial Orthop, 2014, 146, 673–682

[12] Naidu D ,Freer T J. Validity, reliability, and reproducibility of the iOC intraoral scanner: a comparison of tooth widths and Bolton ratios. Am J Orthod Dentofacial Orthop, 2013, 144, 304–310

[13] Flügge T V, Schlager S, Nelson K, et al. Precision of intraoral digital dental impressions with iTero and extraoral digitization with the iTero and a model scanner. Am J Orthod Dentofacial Orthop, 2013, 144, 471–478

第二章

颌面部资料的获取

K. Hero Breuning

概　述

　　锥形束计算机断层扫描仪（CBCT）已应用于口腔临床检查。CBCT 能够从不同视角（FOV）1:1 地显示颌面部的三维（3D）图像。同时，有一些机器还能够制作传统的二维（2D）放射照相图像和 3D 面部扫描，以增加放射照相图像的纹理。通过重叠数字牙齿模型、CBCT 和患者的面部扫描，可以得到患者的"数字化虚拟头像"模型来用于诊断、制订治疗计划，使用计算机辅助设计（CAD）、计算机辅助制造（CAM）程序（图 2.1）、特定软件（如 Anatoamge、Dolphin 和 3Shape）可以诊断和制订治疗计划。在正畸治疗开始之前或治疗过程中，CBCT 得到的颌面部数据也可用于设计颌面外科手术 [1-4]。

头颅 3D 成像

　　常规的 2D 的 X 线照片（如侧位平片）已被用于正畸诊断和评估长达几十年。1931 年正畸医生 Broadbent 介绍了头颅侧位片在正畸治疗中可能的应用。1948 年，第一张正畸全景断层片

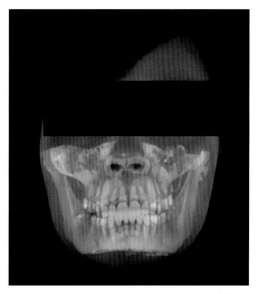

图 2.1　面部扫描，口内扫描和 CBCT 资料的重叠（公司：Planmeca Oy.）

（OPT）被发表。在过去的几十年里，这些 2D 成像技术发挥了很好的作用 [5]。头颅侧位片主要用于分析上颌骨、下颌骨和牙列在颅骨中的相对位置。由于这些数据有一些标准值可供参考，因此可以将特定患者的测量值与这些标准值进行比较。然而，头颅侧位片并不是用来揭示医学问题：结构的过度投影和图像的放大倍率限制了使用这些图像进行诊断、制订治疗计划和疗效评价。Alan McLeod Cormack 和 Godfried Hounsfield

引入了计算机断层扫描（CT）放射照相图像，可以对头骨进行1:1的3D评估，从而放大了影像学检查手段的作用。使用特定的第三方软件，CT放射摄影图像可用于诊断和制订正畸、正颌治疗计划。一些牙科医生提出这种放射照相技术比较昂贵，并且需要相对较高的辐射剂量来对头骨进行成像。CBCT的发展减少了成像所需要的射线剂量，使得正畸医生和颌面外科医生可以使用头部的3D射线成像替代传统CT图像。

CBCT被用来获取头颅的CT图像。CBCT设备的球管围绕患者头部旋转一整圈或半圈，平板探测器捕获光子并向计算机发送信号。在成像过程中，患者采取站立姿势或坐在椅子上（图2.2）。与传统CT扫描所需的辐射剂量相比，CBCT的辐射剂量相对较小。此外，最新的CBCT设备绕着头部旋转半圈就可以收集到足够的信息使电脑重建完整的头部图像（虽然质量有所降低）。最新

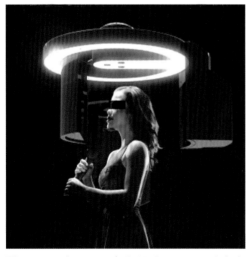

图2.2　一个可以面部扫描的2D、3D放射成像的设备（公司：3Shape）

的CBCT设备可以获取无限多的FOV平面（在接受射线投照的头骨范围内）。FOV可根据患者的具体需要进行调整，不但可以使用空载运行模式（无辐射的设备的旋转）来测试患者的正确位置，而且可以使用"侦察视图"模式（以非常少的辐射剂量运行，以评估选择的FOV的精度），从而进一步提高图像的质量。对于每张X线照片，医生需要通过其中展现的信息来做出诊断和制订治疗计划，同时也要考虑辐射线诱发癌症可能性。曝光后，计算机将平板探测器上捕获的数据重建为颅骨的3D图像。然后可以使用特定的软件来在3个平面上检查颅骨的图像。通常，使用高级成像软件或简单的DICOM格式文件查看软件可以从头骨的任何角度（包括轴向，矢状和冠状横截面切片）查看CBCT图像（图2.3）；也可以使用特定的分析软件更改CBCT（DICOM格式）的文件，通过选择特定的Hounsfield值来使图像的某些部分更易于查看。著名CBCT的Anatoamge软件和Dolphin软件常被用于正畸或颌面外科手术的患者（图2.4）[6]。由于较原始的牙科CBCT装置的辐射剂量比2D放射照相图像所需的剂量更高，CBCT成像的具体使用指南被研究讨论并发表，目的在于形成国内和国际上一致接受的指导方针[7-8]。目前，一种新型的CBCT设备最近被引进，它可以使3D成像的射线量与传统的OPT和头板X光片的相同甚至达到更少，因此之前的一些指南应该被调整。

为了获得最佳影像来进行诊断，

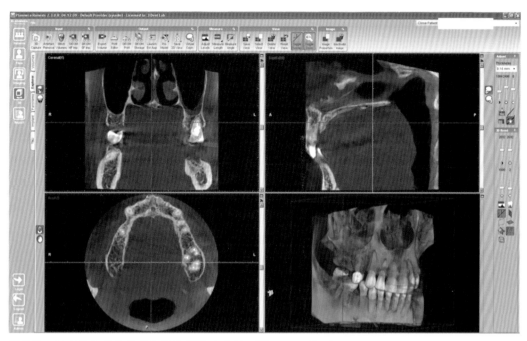

图 2.3 CBCT 分层技术应用评估图像（公司：Planmeca Oy.）

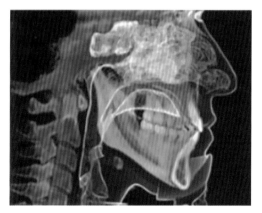

图 2.4 CBCT 气道的分割（公司：Dolphin Imaging & Management Solutions）

FOV 的选择、图像分辨率（像素大小）以及其他的设置仍是必需的。

　　现代 CBCT 设备具有多种不同的成像功能，CBCT 成像已经成为现代牙科实践的重要组成部分。CBCT 扫描与数字化工作流程结合在一起，为诊断和治疗程序带来无与伦比的洞察力。

　　Planmeca Oy ProMax 是第一台将 3 种不同类型的 3D 数据捕获结合成一个单元的机器。这种设备集合了制作 CBCT 图像、3D 面部照片（图 2.5）和 3D 牙𬌗模型扫描的能力。Planmeca Oy ProMax 能够实时跟踪、记录和分析颌骨的 3D 移动。同一台机器也可用于制作

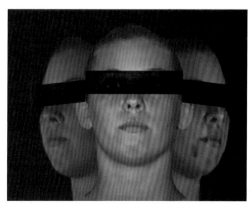

图 2.5 面部摄影的 3D 技术应用（公司：Planmeca Oy.）

2D 放射照图像而无须更换传感器，这也包括 OPT。这种设备没有制作颅骨的 2D 头颅侧位片的功能，缺点是需要固定头部，以防止头部在成像过程中移动，而固定头部会引起脸部软组织的一些变形。医生可以使用用于评估和叠加这些图像的专用软件（来自 Planmeca Oy 的 Romexis 软件）来检查、测量和重叠所有放射照相图像，还可以通过使用来自 2D 放射照片的数据和口内扫描仪捕获的数据来使图像更加精确。评估后，数据可以存储在云端，可以发送给同事、放射科医师、医学专家、口腔技工室和患者。免费的图像查看器就可以查看这些数据。对于正畸医学，该软件可用于排牙及一些正畸矫治器的设计。最近一种替代 CBCT 的机器也被引入（3Shape X1TM），可以捕获颅骨、面部扫描、传统 OPT 和传统横向头板的 3D 放射成像。在进行扫描的过程中，不需要固定患者的头部，因为头部上的跟踪装置，可以在程序期间捕获监测头部的任何运动，然后在重建过程中校正头部。这个设备将 CBCT、全景、侧位和脸部扫描结合在一个系统中。它的低剂量辐射和旋转快门技术可以在降低辐射剂量的同时提高图像质量。可以触摸"动态视野"按钮来调节 FOV。这一软件能够将 CBCT 和全景扫描与数字印模和面部扫描相结合，以建立一个用来诊断，制订治疗计划和矫治器制作的数字化患者。本机所有图像的集成输出均采用标准 DICOM 格式，因此可以导出到所选的软件中。当然，3Shape 牙科实操软件

可以合并 CBCT 和口内扫描仪生成的文件，来进行全面的诊断、制定治疗计划和矫治器制作。

suresmile 公司在制订治疗计划和评估治疗过程中使用 CBCT 图像（图 2.6）。在分割牙列后，可以使用 suresmile 软件进行排牙。在这个设计过程中，牙根可以定位在牙槽骨中。由于来自口内扫描的牙冠可以与 CBCT 上的牙列合并，因此可以减少使用特定软件（如 suresmile 或 3Shape 的 Ortho-Analyzer）进行后续 CBCT 的需求（图 2.7）。如果初始 CBCT 可用，则进行口内扫描可用于检查特定病例的牙根位置。扫描图像的质量在 CBCT 照片上看不准确，因此扫描和 CBCT 的图像可以合并用来达到一定程度的准确性。这种图像的合并在正畸医师批准后，可以用于弯制个性化的弓丝。

讨　论

在过去，获取 2D 和 3D 放射照图像需要几个设备同时进行，对于面部扫

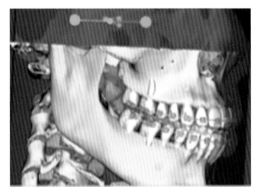

图 2.6　CBCT 模拟的下颌运动（公司：suresmile）

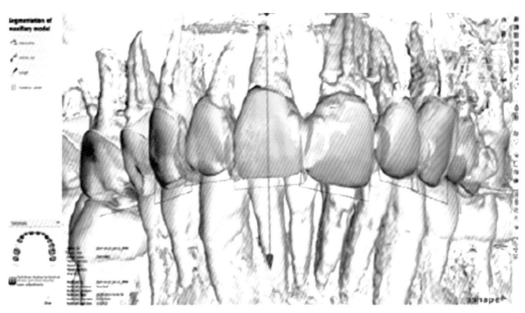

图 2.7　口内扫描和 CBCT 图像的重叠（公司：3Shape）

描，还需要使用激光扫描仪或一系列相机。如第一章所述，数字化牙𬌗模型是用 CT 扫描仪、激光扫描仪或口内扫描仪制成的。改进的机器能够捕获放射照相和面部图像，并且使用集成软件来检查这些不同图像是向前迈进的一大步，为口内扫描带来极大可能性。数家公司开发的软件现在可用于患者的分析，治疗计划（包括正畸、手术和修复治疗），牙科修复体、假肢装置、假牙、颞下颌关节（TMJ）的设计和制作，夹板、植入物夹板、手术夹板的设计与制作，当然也可用于制作矫治器。将数据存储在云端，并轻松与口腔技工室，医生和医学同事以及患者进行沟通是向数字化工作流程所需方向迈出的重要一步。可以预期，这种"虚拟头颅"的诊断、治疗计划和治疗评估的质量将会持续改善，后期应添加第四维运动，以评估咬合关系、TMJ 和其他功能运动。

📖 参考文献

[1] Plooij J M, Swennen G R, Rangel F A, et al.Evaluation of reproducibility and reliability of 3D soft tissue analysis using 3D stereophotogrammetry. Int J Oral Maxillofac Surg, 2009, 38(3): 267–273

[2] Maal T J, van Loon B, Plooij J M, et al.Registration of 3-dimensional facial photographs for clinical use. J Oral Maxillofac Surg, 2010, 68(10): 2391–2401

[3] Hodges R J, Atchison K A,White S C. Impact of cone-beam computed tomography on orthodontic diagnosis and treatment planning. Am J Orthod Dentofacial Orthop, 2013, 143(5): 665–674

[4] Liebregts J H, Timmermans M, De Koning M J, et al. Three-dimensional facial simulation in bilateral sagittal split osteotomy: a validation study of 100 patients. J Oral Maxillofac Surg, 2015, 73(5): 961–970

[5] Rischen R J, Breuning K H, Bronkhorst E M, et al. Records needed for orthodontic diagnosis and treatment planning: a systematic revie. PLoS One, 2013, 8 (11): e74186

[6] Paula L K, Solon-de-Mello P, de A Mattos C T, et al. Influence of magni?cation and superimposition of

structures on cephalometric diagnosis. Dental Press. J Orthod, 2015, 20(2): 29–34

[7] van Vlijmen, O J Kuijpers, M A, Bergé, S et al. Evidence supporting the use o cone-beam computed tomography in orthodontics. J Am Dent Assoc, 2012, 143(3): 241–252

[8] Kuijpers-Jagtman A M, Kuijpers M A R, Schol J G J H, et al. The use of cone-beam computed tomography for orthodontic purposes Seminars in Orthodontics, 2013, September

第三章

下颌运动的捕获

Shushu He, Chung H.Kau

▣ 概　述

颞下颌关节、牙齿咬合关系、咀嚼肌和相关血管神经共同构成了口颌系统。由颞下颌关节执行的下颌运动是口颌系统各部分协调一致的结果。这种体系和运动不仅影响着包括进食、说话在内的口腔相关生理功能，而且影响着全身的系统、生理、心理功能[1]。因此，下颌运动记录对更好的理解口颌系统正常生理功能，诊断和治疗颞下颌关节紊乱和疾病有着重要的意义。

一个多世纪以来，越来越多用于下颌运动记录和分析的仪器被发明和使用[2]。例如有一些使用图形方法的机械装置包括描记针、记录探头和画图仪器，而这些仪器几乎都会对下颌运动造成干扰[3]。图像技术需要处理复杂的人为分析产生的下颌运动图线，因此可能对测量的准确性产生影响[2]。X线成像技术在过去被广泛应用，但由于其辐射伤害可能不再会被伦理审查委员会通过。描记下颌运动两种磁力测定系统分别是下颌运动仪（mandibular kinesiograph）和下颌运动轨迹描记仪（sirognathograpb）。下颌运动描记仪是通过在颏部放置小型的磁块，下颌的运动会带动磁块的运动，被感应器感应并记录后得到下颌运动记录，这在过去很长一段时间被使用。这些仪器并不会对下颌运动产生干扰。光电感应追踪系统通过用照相机记录发光二极管的空间位置变化记录下颌运动[4]，同样对个体咀嚼模式干扰比较小[5]。

然而单独使用这些方法并没有将颞下颌关节和其他周围解剖结构纳入考量。颞下颌关节的3D形态可以被螺旋CT和核磁共振（MRI）扫描并重建。在早前的研究中，这些数据已经与磁共振、光电追踪仪器或者磁电追踪系统记录的下颌运动相结合进行分析[4,6]。但患者必须躺在扫描床上，可能会对下颌运动产生干扰。此外，磁共振对骨样组织的解剖结构扫描不够清晰。CT扫描的主要缺点在于辐射危害。同时，下颌运动和咀嚼模式从未被清晰记录。

目前，可以用新的动态系统来进一步了解颞下颌关节。SiCAT系统（SiCAT bonn, Germany）能直接将3D锥束计算机断层影像（CBCT）和电子下颌运动记录（JMT）数据进行结合在一起。CBCT能够提供面部和牙齿的3D结构，在牙科领域被广泛使用[7]。SICAT-JMT

这一电子记录系统基于超声 3D 测量。超声辅助系统将多重超声信号转化为空间信息，因此在记录时下颌运动不会受任何干扰。

JMT 系统

目前，JMT 系统相对封闭，所有的数据必须通过 Sirona 或者 SiCAT 站台得到，具有数据可以从一个站点到另一站点转换无缝连接的优势；而这一系统的缺点是需要单独购买硬件。

CBCT

CBCT 作为常规的治疗记录工具被牙科使用。扫描前，使用硅橡胶印模材料（图 3.1A）放于托盘中嘱患者咬合。在 CBCT 扫描过程中，咬合记录托盘和其上的硅胶印模材料放于患者口内。托盘上有 8 个射线阻滞的标记物，用于将 CBCT 数据和 JMT 数据相融合的标记点。CBCT（Sirona Galileos, Bensheim, Germany）需要 14s 的扫描时间，210°旋转扫描上颌与下颌区域，并且根据制造商提供的数据，一次扫描只会有 29~54μSi 的辐射量。体素为 0.15~0.30mm，灰度为 12bit。需要的 CBCT 数据将会从扫描仪转运到工作站，在工作站内，3D 图像可通过 GALAXIS 3D 软件（Sirona Galileos, Bensheim, Germany）合成。这些数据可以被存成 DICOM 格式（医学数字影像和通讯）。

下颌运动追踪系统的应用前准备工作

根据下颌牙弓对 T 型附件进行塑形。将自凝复合树脂放置于 T 附件的弯曲部，并使其适应牙齿表面或者研究模型。自凝复合树脂需要一个相对短的凝固时间（图 3.1B）。去除多余的材料和尖锐的边缘，保证上颌牙齿不会与附件接触，保证下颌的咬合功能运动不会受到干扰。

追踪系统

上颌的感应器被稳定地放置在患者的头上。保证上面的头带放于患者头骨而且鼻部衬垫不会牵拉鼻根的皮肤。后面的弹性头带舒适地绷紧于患者头上。将 SiCAT 咬合托盘和相适应的硅橡胶印模材料放在患者口内并保证患者咬合正确。医学胶水可以用于帮助 T 附件稳定的放在患者的口内。准备工作完成后，SiCAT JMT+ 软件可以开始使用。接下来的几步是：

1. 将 SiCAT JMT+ 下颌感应器连接至 SiCAT 咬合托盘上。

2. 点击"记录"按钮，在指导下进行软件校准工作。

3. 保证 SiCAT 咬合托盘一直位于患者口内，将下颌感应器与 T 附件相连，然后点击"记录"按钮。

4. 取出 SiCAT 咬合托盘，下颌功能运动，包括张嘴，左右侧方运动，前伸运动和咀嚼运动可以被记录。

▣ 数据整合

当以上步骤完成后，将 CBCT 数据和 JMT 文件载入 SiCAT 软件。选择任意咬合托盘上三个射线组着的标记点（图 3.2A），然后托盘将会被自动定位（图 3.2B），CBCT 和 JMT 数据会被自动融合。

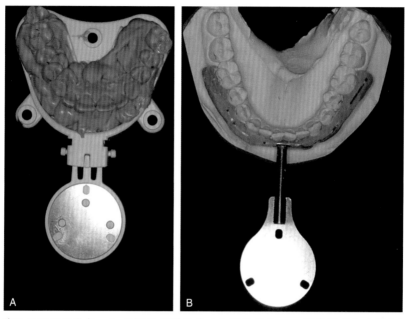

图 3.1　关节运动路径的准备。A. 放置印模材料的咬合记录托盘；B. 研究模型上放置自凝复合树脂 T 附件（公司：Sirona Denfal Systemes, Inc.）

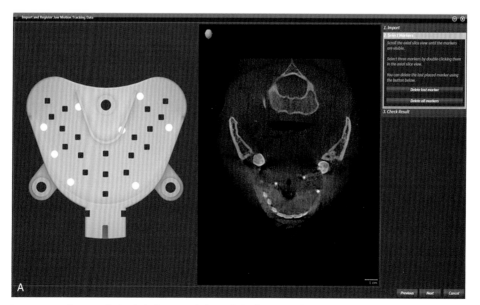

图 3.2　CBCT 和 JMT 数据的合成。A. 咬合记录托盘上 3 个射线组成的标记点；B. 盘固定后显示的其他射线标记点（公司：Sirona Dental Systems. Inc.）

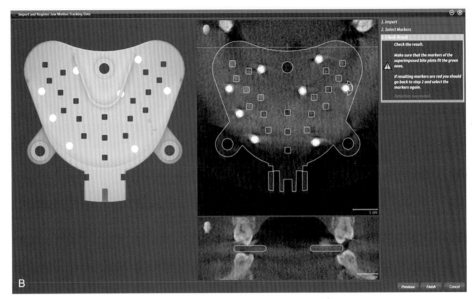

图 3.2（续）

▣ 下颌骨分割

下颌骨分割可以通过软件半自动化的完成。当下颌骨的大概位置被下颌骨射线切面图像上的标记点指示时，这一软件会将数据进行计算并将下颌骨切面的 3D 图像显示在屏幕上（图 3.3）。蓝色指示的是下颌骨，绿色指示的是关节窝。

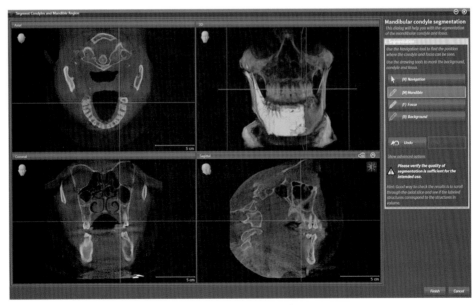

图 3.3　下颌骨分割（公司：Sirona Dental Systems, Ine.）

▣ 用 SiCAT JMT⁺ 软件记录下颌运动

下颌运动，包括张闭口运动、左右侧方运动和前伸咬合运动，可以被记录和重复记录多次。这些运动的范围可被自动展示并且与患者的运动相一致。

▣ 将 CBCT 和 JMT 的数据在 SiCAT JMT⁺ 软件中融合

当下颌骨的 DICOM 被成功裁剪分割后，与 CBCT 和 JMT 数据的融合可以开始。患者下颌骨各部分的运动，包括髁突，可以被展示，并确切反应患者的下颌骨运动。在动态模式下，髁突和下颌骨体的运动路径中任意一点，例如牙尖交错位，可在路径中完美追踪。下颌骨运动选中的追踪图像在图 3.4、图 3.5、图 3.6 中展示。根据 CBCT 提供的解剖学信息，不仅能观察下颌运动，并且能观察到髁突在患者关节窝内的运动。

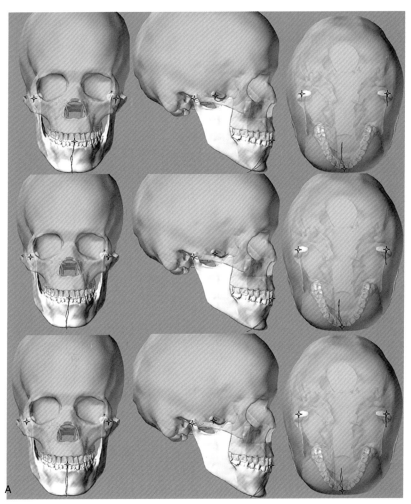

图 3.4　JMT 系统选定平面的追踪图像。A. 开口位；B. 向右侧方运动；C. 向左侧方运动；D. 前伸位（公司：SironaDentalSystems. Inc.）

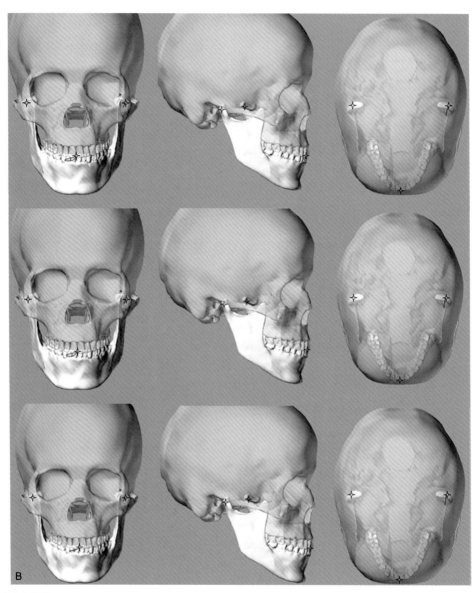

B

图 3.4（续）

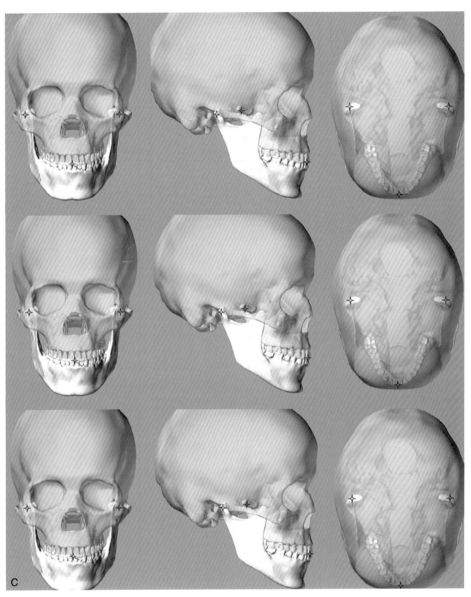

图 3.4（续）

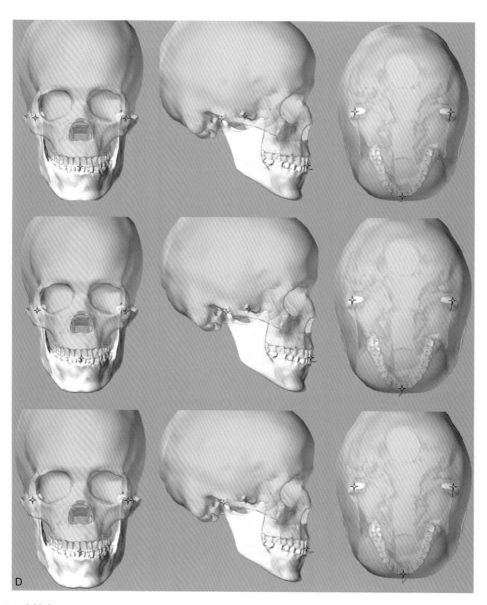

图 3.4（续）

开口像（髁突）

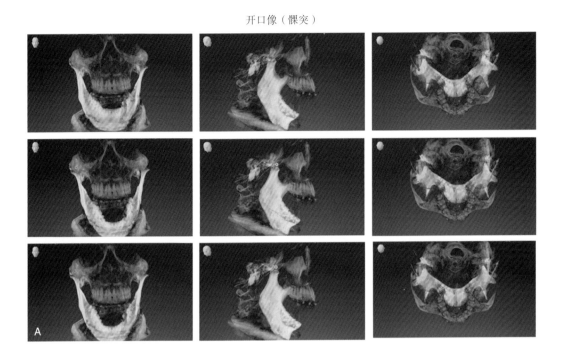

开口像（切牙）

| 正面观 | 矢状面观 | 冠状面观 |

图 3.5 患者开口运动时下颌选中的可视化区域。A.髁突路径；B.切牙路径（公司：Sirona Dental Systems. Inc.）

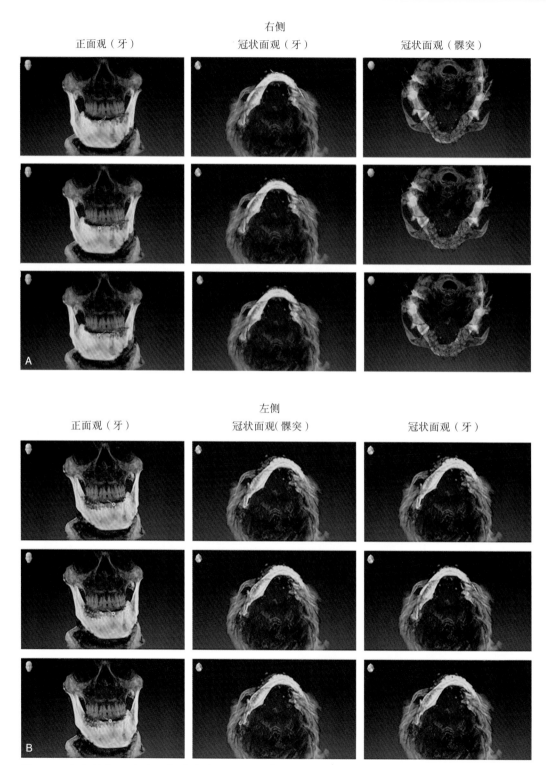

图3.6 患者侧方运动时下颌选中的可视化区域。A.向右侧方运动；B.向左侧方运动（公司：Sirona Dental Systems. Inc.）

讨 论

髁突运动的传统记录方式

为更好地了解下颌运动，记录下颌运动的仪器和方法已经有了更好的改进。更简便更先进的仪器和方法对更精确地评估和更进一步对颞下颌关节生理和病理功能运动的探索也是必需的，这一章展示了 SiCAT 软件和 JMT 数据，个体化图像资料的融合使髁突运动精确可视化的观察成为可能。

各种下颌运动的范围能够在记录后简便的立即获得，而且从追踪的图像中可以清晰展现运动的路径。在早前的研究中，连续记录 3 d 后，该方法的重复性依然可以保证。然而由于每个患者的个体化数据不同，所以得到的数据并不能完全一致。

未来展望

SiCAT 软件可用于下颌骨的测量和观察。同时，该方法能在避免大量辐射的情况下，在确定的牙咬合颌位上预测髁突的位置。在未来的研究中，可证实 SiCAT 软件的可重复性，并且正畸医生可以应用这一系统研究生理和病理情况下的颞下颌关节的运动，用于诊断患者的下颌畸形和治疗颞下颌关节疾病。

结 论

SiCAT 系统可用于下颌骨的测量和观察，并可与患者的不同下颌解剖结构相关联。

参考文献

[1] Nakata M. Masticatory function and its effects on general health. Int Dent J, 1998, 48:540–548

[2] Howell P G, Johnson C W, Ellis S, et al. he recording and analysis of EMG and jaw tracking: I: the recording procedure. J Oral Rehabil, 1992, 19:595–605

[3] Soboleva U, Laurina L, Slaidina A. Jaw tracking devices: historical review of methods development: part I. Stomatologija, 2005, 7:67–71

[4] Terajima M, Endo M, Aoki Y, et al. Four-dimensional analysis of stomatognathic function. Am J Orthod Dentofacial Orthop, 2008, 134:276–287

[5] Soboleva U, Laurina L, Slaidina A. Jaw tracking devices: historical review of methods development: part II. Stomatologija, 2005, 7:72–76

[6] Baltali E, Zhao K D, Koff M F, et al. A method for quantifying condylar motion in patients with osteoarthritis using an electromagnetic tracking device and computed tomography imaging. J Oral Maxillofac Surg, 2008, 66:848–857

[7] Liu D G, Zhang W L, Zhang Z Y, et al. Localization of impacted maxillary canines and observation of adjacent incisor resorption with cone-beam computed tomography. Oral Surg Oral Med Oral Pathol Oral Radiol Endod, 2008, 105:91–98

第四章

数字化牙科文档的分析

K. Hero Breuning, Chung H. Kau

概　述

由于牙医和牙科专家习惯使用石膏模型帮助设计治疗方案，所以应该用被扫描牙列的原始立体光刻成形（stereolithographic, STL）文件来生成数字化研究模型，使它看上去与传统的石膏模型相似。这种数字化模型的制作可以在技工室或者牙科及正畸诊所完成[1-2]。口腔医生、诊所、技工室和个性化矫治器的提供商可以通过无线因特网方便有效地进行数据传输及相互交流[3]。

全科牙医、正畸医生、颌面外科医生以及技工可以在线进行病例讨论、资料分享、查看治疗方案以及模拟治疗计划等（图 4.1）。

为了更好地分析牙列与颌骨的问题，口内扫描、二维或三维的 X 光片以及三维面部扫描的数据应该通过分析软件有效而精确地组合起来[4-5]。专用的软件程序应该通过一种系统而有效的标准化流程对数字化牙𬌗模型、二维和三维 X 光片及面部扫描数据进行分析（图 4.2）。

当前的软件程序，如 3Shape 公司的 Ortho-Analyser，可以通过分析数字化牙模半自动化获得，如牙尺寸、牙间距、Bolton 指数、拥挤指数、牙弓形态、覆𬌗、覆盖等所有传统测量项目的数据[6]。在这个过程中，放大和局部裁剪有助于提高测量和分析的精确性（图 4.3）。由于数字化牙𬌗模型可以与 CBCT 及面部扫描数据相结合，牙的位置可以被更为精确的观察到，尤其对于存在阻生牙或多生牙的病例[7]。在一个数字化融合头像中，牙列、面部以及颌骨应该被系统性的分析及记录。虽然这种大量的分析会花费更多的时间，但因为所有的数据都被整合在一个完整的数字文档中，分析的质量得到了最优化。Anatomage 和 Dolphin 等软件可以显示 CBCT 影像中的一些特定结构，如

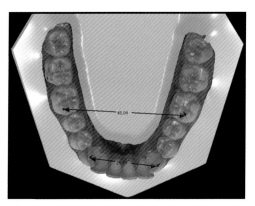

图 4.1　在数字化牙𬌗模型上进行测量（公司：3Shape）

气道、颌骨或牙列等[8-9]。面部扫描可以被用作评估侧面貌和面部对称性及其他项目。如有可能，不仅静态的图像能够被分析，在一些软件中，如 Ortho-Analyser，医生还可以在不同的虚拟殆架观察咬合关系（图 4.4），还有一些程序（Planmeca 公司的 OraMetix，Romexis 中的 suresmile）可以在 CBCT 图像中模拟下颌的运动（可以访问以上提及的公司网站了解更多详细内容）。静止的面部扫描可以通过某些 CBCT 一体机或专用面部扫描仪（3dMD 或面部激光扫描仪）获得（图 4.5），而动态的面部扫描，包括语音记录，则可能通

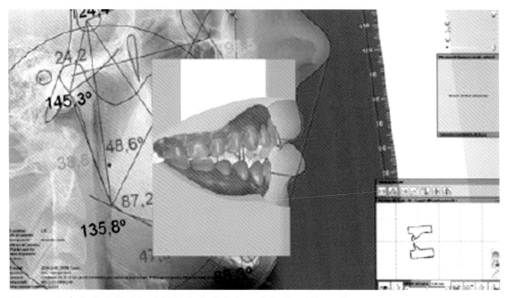

图 4.2　数字化牙殆模型与头颅侧位片的重合。（公司：3Shape）

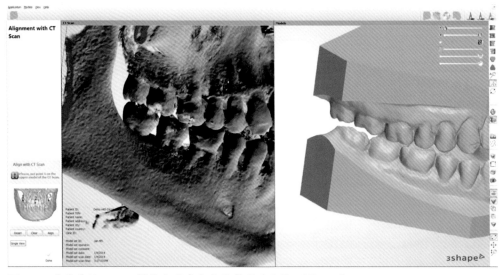

图 4.3　重叠前的 CBCT 影像和数字化牙殆模型（公司：3Shape）

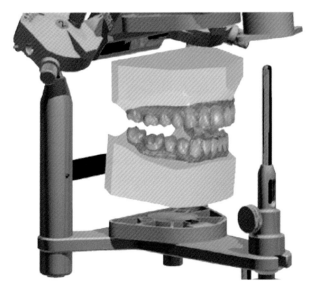

图 4.4 一个用于数字化牙殆模型的虚拟
殆架（公司：3Shape）

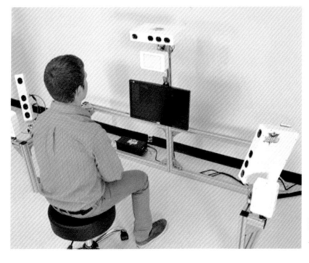

图 4.5 一台用来获取面部扫描，面部运
动和声音的机器（公司：3dMD）

过一些专用的系统获得，如 3dMD Face
和 3dMD Trio 系统[10]。

　　文档被分析后，一份完整的报告，
包括相关的图片，将被提交给咨询的牙
医和其他医疗保健专业人士，报告中的
大部分数据都需要通过软件获得。

参考文献

[1] Rossini G, Parrini S, Castroflorio T, et al. Diagnostic accuracy and measurement sensitivity of digital models for orthodontic purposes: a systematic review. Am J Orthod Dentofacial Orthop, 2016, 149: 161–170

[2] Martin CB, Chalmers EV, McIntyre GT, et al. Orthodontic scanners: what's available? J Orthod, 2015, 42(2): 136–143

[3] Zimmermann M, Mehl A. Virtual smile design systems: a current review. Int J Comput Dent, 2015, 18: 303–317

[4] Joda T, Brägger, U, Gallucci G. Systematic literature review of digital three-dimensional superimposition techniques to create virtual dental patients. Int J Oral Maxillofac Implants, 2015, 30: 330–337.

[5] Joda T, Gallucci G O. The virtual patient in dental

medicine Clin Oral Implants Res, 2015, 26(6): 725–726

[6] Czarnota J, Hey J,Fuhrmann R. Measurements using orthodontic analysis software on digital models obtained by 3D scans of plaster casts: intrarater reliability and validity. J Orofac Orthop, 2016, 77(1): 22–30

[7] Ghoneima A, Allam E, Kula K, et al. Three-dimensional imaging and software advances in orthodontics// Basic aspects and clinical considerations . F Bourzgui. Croatia: InTech Rijeka

[8] Weissheimer A, Menezes L M, Sameshima G T, et al . Imaging software accuracy for 3-dimensional analysis of the upper airway. Am J Orthod Dentofacial Orthop, 2012, 142:801–813

[9] El H, Palomo J M. Measuring the airway in 3 dimensions: a reliability and accuracy study. Am J Orthod Dentofacial Orthop, 2010, 137:S50, e51–59, discussion S50–52

[10] Tzou C H, Artner N M, Pona I, et al. Comparison of three-dimensional surface-imaging systems. J Plast Reconstr Aesthet Surg, 2014, 67, 489–497

第五章

正畸治疗计划

K. Hero Breuning, Chung H.Kau

概　述

当分析完一个病例后，就可以开始制订矫治计划。在 CBCT 影像中，牙冠和牙弓可以被分割成片段，然后通过虚拟排牙软件模拟牙齿的移动来矫正错殆畸形（图 5.1），随后完成了排牙过程（图 5.2）[1-4]。根据牙医、正畸医生或外科医生的喜好，这个过程可以由技师或正畸医生通过专用的软件来实现。如果初始情况是外包给了技工室的技工，那么接下来就需要将患者的数字化资料更新上传。一些正畸技工室使用文件传输协议（file transfer protocd，FTP）来实现资料方便而安全的上传，这些 FTP 服务器是建立在客户服务器结构上，并在客户和服务器间使用单独的控制和数据传输。FTP 用户可以使用明码登录协议获得授权，最常见的就是使用用户名和密码，但也可以在服务器配置允许的情况下匿名连接。安全的传输包括保护用户名、密码和对内容加密。

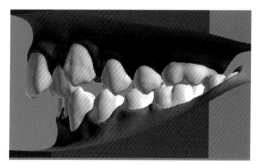

图 5.1　数字化牙殆模型中的牙冠部分（公司：Exceed-Ortho）

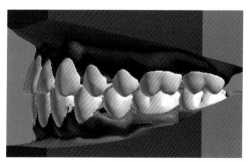

图 5.2　对牙冠部分进行排列（公司：Exceed-Ortho）

排　牙

传统的排牙方法是把从石膏模型上截来的牙冠部分用蜡重新放置在牙弓中理想的位置，这种方法是由 Harold Kesling 在 1953 年提出的，并随后被用来制作"正位器"，一种利用上述设置制作的弹性正畸装置，可以用在正畸治疗的结束阶段（图 5.3）。

Kesling 随后又探索了用这种排牙方法进行正畸治疗方案的制定。这种方

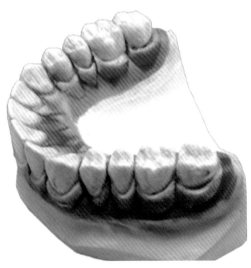

图5.3 传统使用石膏和蜡进行的排牙(公司: Picture by Dr.Breuning)

法现在被认为是正畸、牙科及手术治疗中一种很有价值的诊断工具，可以被用作确定、调整或排除一个制订好的治疗计划。随着制作技术的不断改善，人们认识到需要一个参照物来完成排牙。对于在石膏与蜡上进行的传统排牙而言，头颅侧位片中的下切牙的位置可以作为一个参照。传统的排牙程序开始于下切牙的定位，然后从石膏模型上去除牙的冠部，再用蜡或树脂在模型的后牙区维持牙列的垂直高度。另外一种保持牙水平位置的方法是保留石膏模型上后部的磨牙，用它们作为垂直高度的参考。使用石膏模型进行排牙的缺点就是先要进行翻模，整个过程十分耗时。而且不可能将排好牙的模型与初始模型进行重叠比较[5]。

随着软件能够快速地在数字化牙𬌗模型上进行虚拟排牙，实物的牙模不再被需要，这可以用于治疗疑难病例和多学科病例的虚拟治疗计划（图 5.4）[6]。目前虚拟排牙在正畸治疗计划制订中已经被认为是一个常规步骤。为了进行数字化排牙，首先要用软件，如 Insignia，将牙冠部分从数字化牙𬌗模型中虚拟分割（图 5.4），随后根据之前的牙弓和牙槽骨形态获得可供参照的牙弓形态（图 5.5）。在一些排牙软件的程序中，如 Ortho-Analyser，咬合平面与腭中线被定义为参考平面，随后软件会显示出一个对于切割的建议，在大部分软件中这个过程都是半自动的，还需要牙医或技工进行手动的调节改善（图 5.6），尤其是在带弓丝的牙列扫描时。在进行实际切割前，牙根的轴向应该在牙冠上标示出来，在切割后，虚拟牙根（avatars）将按照计划的方向加在牙冠上。在开始实际分割牙前，根据软件的建议，每颗牙的转动中心一定要正确无误。

下一步就是在分析软件中，如 Ortho-Analyser，按照之前在数字化牙𬌗模型中所标出的线自动进行实际的牙齿分割，之后还可以用雕刻（sculpture）功能来消除分割下来的数字化牙冠上的一些瑕疵。现在医生就可以按照治疗计划对牙冠的位置进行重排。在这个过程中，牙槽弓上可用的间隙量可以通过观察数字化牙𬌗模型中的牙槽骨预估获得。在一些软件程序中，如 Ortho-Analyser，可以基于初始的数字化牙𬌗模型设计出上下牙列的虚拟弓丝，作为参考用于接下来的排牙过程。患者的"笑线"应该在来诊室进行咨询时得到评估，并且要用相片、面部扫描、视频，甚至

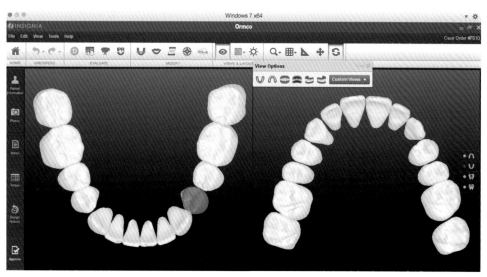

图 5.4 用于多学科综合治疗的排牙（公司：Ormco）

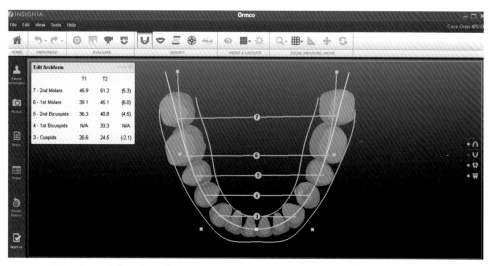

图 5.5 排牙中牙槽骨的外轮廓（公司：Ormco）

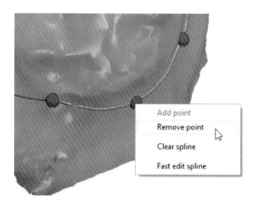

图 5.6 牙冠的分割线（公司：3Shape）

CBCT 记录下来。如果有 CBCT 的影像，可以将口扫获得的牙冠图像与 CBCT 中的牙冠重叠。多种途径而来的数据可以构建出一个三维颅颌影像来评估牙槽骨的情况，以及预测牙齿移动对软组织造成的影响。

CBCT 影像被一些公司（如 suresmile）用来评估正畸治疗计划，而且可以使用其软件在分割牙列后进行排牙。

用 CBCT 数据来协助制订矫治计划最大的优势在于能够评估进而调整牙根在牙槽骨内的位置。理想情况下，甚至可以模拟出治疗结束后牙列的状况和软组织的变化。这种虚拟治疗计划还可以基于错𬌗畸形的情况和对美观的要求显示出需要拔除或临面去釉的牙。CBCT影像还可以用来在排牙过程中矫正或改善笑线。

在软件中，可以设置一个值来限定最大牙移动范围，从而使得在基准平面中排牙时不会出现过多牙齿的移动，而网格可被用来控制排牙的对称性。裁减功能可被用来评估邻牙间或上下颌间的邻接点或咬合点。在排牙过程中，单颗牙或一组牙可以同时移动，当需要时还应该评估并矫正咬合接触（图 5.7）。咬合接触的紧密程度可以用颜色标示出来。初始的数字化牙𬌗模型和排牙之后的牙模可以在虚拟𬌗架上被评估实际与计划中的功能性接触与咬合情况。在这

个模拟牙移动中，牙医或技工能够直观的定量的评估实施移动的牙齿。显然，牙齿的移动范围有其生物学上的限制。过多的扩弓或缩弓可能会导致治疗结果的不稳定和牙周组织的退缩。所以，排牙必须基于生物学原则和临床经验。牙医在排牙中的起着非常重要的作用，因为技工不能判断是否需要扩弓、邻面去釉或拔牙减数。如果要让技工进行排牙，那就要提供治疗计划，并在排牙后将按计划进行的虚拟治疗过程送至正畸医生处进行评估。最初的牙齿位置及在排牙中发生的移动都应该被记录以作将来的参考。

■ 个体化矫治系统的数字化设计示例

个体化矫治系统（Insignia）的工作流程开始于正畸诊室内资料的收集。正畸医生将加聚型硅橡胶（PVS）印模连

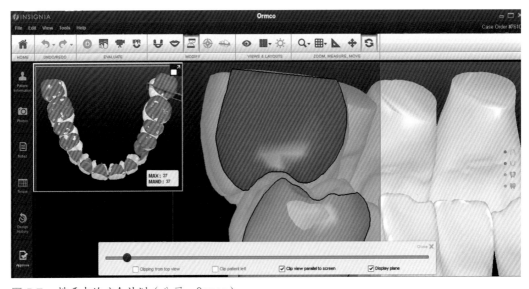

图 5.7　排牙中的咬合计划（公司：Ormco）

同咬合记录或者口内扫描寄至公司，然后要为每位新患者在公司安全的网站上在线填写一份订单，之后还需要填写对特定病例的治疗偏好，如牙弓形状、托槽及弓丝种类。之后，治疗计划和资料就会被上传至公司的 FTP 服务器。公司随后将 PVS 印模或口扫获得的立体光刻成型文件转化成数字化牙𬌗模型。技工对其进行牙冠的分割形成初始排牙模型（称作 T1），然后模仿治疗计划的结果在技工室进行牙冠的排列（称作 T2），为了完成这一步，下牙列在牙槽骨内龈下 4mm 处的位置，称作 mantrough，被用来将牙定位于下颌牙槽嵴上[7]。排牙结束时牙冠在下牙弓中的位置将作为上颌排牙的模板（图 5.8）。排牙 T1 与 T2 阶段牙冠间距离的不同将会被列出并显示在电脑显示器上。一个网格将被用来评估 T1 和 T2 期牙弓的对称性，如果在 T2 期进行了邻面去釉也将被标记出来。当然，患者的资料，如全口曲面体层片（OPT）、头颅侧位片、CBCT 以及口内口外相片，都将被用来辅助排牙程序（图 5.9）。

在排牙过程中，上切牙的位置、侧面貌可能发生的改变以及理想笑容弧度的设计将得到特别的关注。面部照片、面部扫描以及患者微笑时的影像都可以被用来评估患者功能状态下的真实笑线（图 5.10）。计划中的咬合接触情况也将通过重叠和剪裁影像在排牙的 T2 期中被评估。

排牙的结果（T2）将通过电子邮件被传至正畸诊室去进行评估。正畸医生可以将修正方案通过邮件反馈给技工室，也可以在自己的电脑上用 Ormco 提供的排牙软件上对给出的排牙进行修正。

suresmile 系统与 Insignia 系统类似，技工可以使用公司在线提供的软件在数字化牙𬌗模型上进行牙冠的切割，然后对初始的牙齿位置进行纠正，如有可能，还可以在 CBCT 上进行牙列的分割。

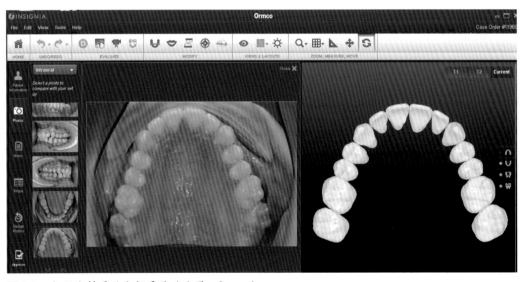

图 5.8　初始和排牙后上颌牙弓（公司：Ormco）

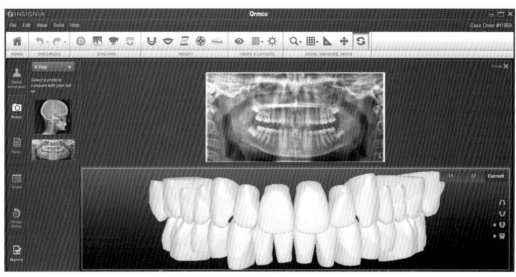

图 5.9 在排牙中使用全口曲面体层片（公司：Ormco）

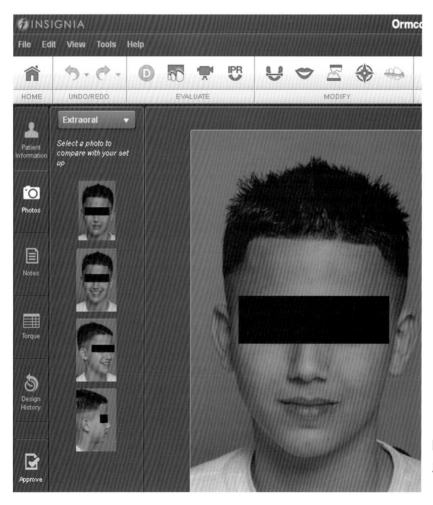

图 5.10 在面部
照片上评估笑线
（公司：Ormco）

由于 suresmile 软件是在云端运行的，所以技工和正畸医生都能够对排牙过程进行修正。

对患者，牙医和颌面外科医生进行排牙结果展示

当按照矫治计划进行的数字排牙方案被正畸医生同意或修改后，治疗方案就将被呈现在患者眼前（如有需要也可以提供给相关的牙医或颌面外科医生）。因为大部分治疗中使用的器械和程序都能够被数字化设计，所以一个逼真的、囊括治疗计划、器械、技术细节及辅导内容的概况都可以被呈现出来。动画（电影）可以将牙齿从初识到排牙后的位置变化呈现出来。而因治疗而获得的外貌改变也可以得到讨论。当然，最终应该获得一个功能、美观、稳定的治疗结果，并符合患者的个人意愿（图 5.11）。

在治疗计划得到批准后，治疗医生将向患者建议适合此次治疗的矫治器类型。

当治疗医生与患者对矫治器和费用达成一致后，将会使用制订矫治计划所用的软件及资料来设计相应的矫治器。

这种数字化工作流程系统能够达成非常出色的医患沟通。而且，因为在数

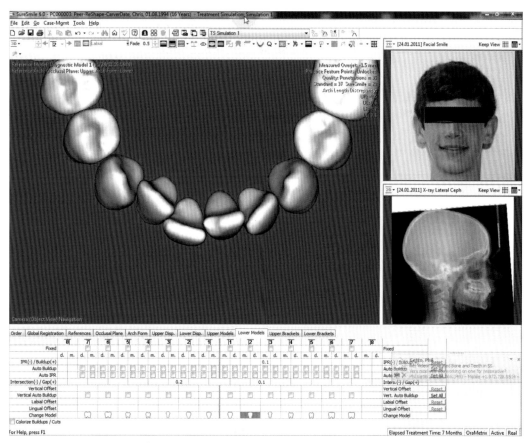

图 5.11 牙列的评估和数字化文档（公司：OraMetrix）

字化工作流程中反馈环路的形成，矫治器也可以被更精确的按照临床医生的喜好制作出来。

📖 参考文献

[1] Müller-Hartwich R, Jost-Brinkmann P G, Schubert K. Precision of implementing virtual setups for orthodontic treatment using CAD/CAM-fabricated custom archwires. J Orofac Orthop, 2016, 77 (1): 1–8

[2] Lee R J, Pham J, Weissheimer, A, Tong H. Generating an ideal virtual setup with three-dimensional crowns and roots. J Clin Orthod, 2015, 49(11): 696–700

[3] Barreto, M S, Faber, J, Vogel, C J, and Araujo T M. Reliability of digital orthodontic setups. Angle Orthod, 2016, 86(2): 255–259

[4] Fabels L N, Nijkamp P G. Interexaminer and intraexaminer reliabilities of 3-dimensional orthodontic digital setups. Am J Orthod Dentofacial Orthop, 2014, 146(6): 806–811

[5] Im J, Cha J Y, Lee K J, et al. Comparison of virtual and manual tooth setups with digital and plaster models in extraction cases. Am J Orthod Dentofacial Orthop, 2014, 145(4): 434–442

[6] Farronato G, Giannini L, Galbiati G, et al. Verification of the reliability of the three-dimensional virtual presurgical orthodontic diagnostic protocol. J Craniofac Surg, 2014, 25(6): 2013–2016

[7] Andreiko C. DDS, MS, on the Elan and Orthos Systems. J Clin Orthod, 1994, 28(8): 459–468

第六章

个性化矫治器的设计

K. Hero Breuning

概　述

一旦患者接受了特定的治疗方案，就可以开始选择和设计用来移动牙齿的矫治器。为了获得更为有效的牙齿移动，可以选择使用活动式、功能式、固定唇侧、固定舌侧或隐形矫治器。近来，随着 CAD/CAM 在牙科领域的应用，临床医生能够个性化定制大多数标准化的传统矫治器。个性化矫治器的虚拟设计与制作能够优化矫治器，从而让患者得到一个更为有效的治疗。一系列的牙科仪器以及正畸和手术装置现在也都能够在虚拟患者的牙列上进行设计[1]。为了设计和制作个性化矫治器，代表矫治计划的数字化排牙结果的立体光刻成形文件（STL）和专用的软件会根据需要被用来制作牙科、正畸及手术的器械[2]。

矫治器的个性化设计

正畸医生所用的 Herbst 矫治器、快速扩弓器、Twin block 矫治器以及手术医生和牙科医生所用的种植导板，手术殆板（wafers）等器械几乎都可以通过一个数字化工作流程来设计和制造[3]。临床

医生需要填写一个技工订单表格来指明用于治疗特定患者矫治器选择的要求。这张表格应该包括用于设计和制作矫治器的所有信息，并通过网络安全的发送到技工室的网站上，在一个数字化工作流程中，最新数字化牙殆模型的 STL 文件也需要通过 FTP 安全地传送至技工处。然后技工将进行器械的设计，并将结果反馈至临床医生处进行审查（图6.1，图6.2）。理想情况下，临床医生应该能够修正设计中的错误。大多数医生都将矫治器设计的工作外包，但仍有医生愿意能够亲自设计或尽可能地控制矫治器的设计，虽然这需要在软件程序上花费大量时间和能力。如果技工和正畸医生使用同一个软件和数字化资料，

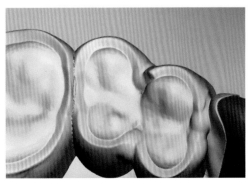

图 6.1　三维打印带环的设计（公司：Ortholab）

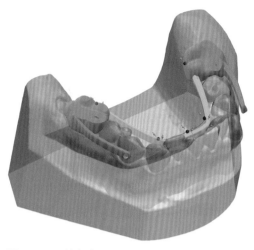

图 6.2 三维打印 Herbst 矫治器的设计（公司：3Shape）

他们就能够修正所有设计方案。

目前，一些技工室是将包含设计结果图片的数字化文件以 PDF 的格式发送给医生，这种格式的文件可以用 PDF 浏览器观看，但不能更改。正畸医生必须提出修改的意见，再发送给技工进行修改。

■ 隐形矫治器的个性化设计

使用隐形矫治器进行正畸治疗是由 Align Technology 公司首先提出的，他们产品是"Invisalign"隐形矫治器。将订单、数字化文档和数字化模型上传到 Invisalign 或其他隐形矫治器公司设计、生产的网站上，技工就可以根据现有的治疗计划进行排牙。这次由牙科技工完成的排牙将被反馈给牙医进行审查。牙医应该对此进行评估并指出应该更改的地方。当方案被最终同意后，所有的牙齿移动计划将会被分为数个步骤。这些步骤通过特定的隐形矫治器实现牙齿总的移动量。在一个有限的例子中，正畸医生应用隐形矫治器使患者牙齿发生转矩、旋转或倾斜改变时，每一副隐形矫治器改变的牙齿角度可以设置到，例如 2.5°。对于伸长、压入或排齐等移动方式，每副隐形矫治器移动设置限制到 0.25 mm。然后就可以算出来每个病例所需要打印的牙模和矫治器的总量。在使用隐形矫治器时，由于在不增加矫治器与牙面接触的情况下实现一些牙齿移动是不太可能的，所以要设计一些附件，并使用模板将其黏结在真实牙面上。在隐形矫正中还有一些新的方法能够改进隐形矫正的效果[4,5]，如使用"摩擦垫"替代附件，联合使用一系列有弹性的隐形矫治器，以及日间、夜间佩戴不同矫治器（夜间的矫治器具有更多的棱纹）。一些公司（如 Ortho Caps）可以在矫治过程中对初始的治疗计划进行一个计划性的改善，这需要使用后续的印模或者口扫进行重新排牙以及矫治器的制造。作为传统使用压膜制作隐形矫治器方式的一种替代，打印制作矫治器或牙模现在已经成为可能（图6.3）。隐形矫治器与固定矫治器混合使用或者在早期使用固定矫治器后在结束阶段使用隐形矫治器（混合矫治器）都增加了隐形矫治器在正畸治疗中的应用[6-7]。最近还有一些软件程序（如 3Shape Ortho Analyser 和 Orchestrate）能够替代 Invisalign 的软件。现在的加工过程可以是特定的技工所进行排牙以用于隐形矫治器的生产，也可以由正畸诊所自己完成一套隐形矫治器的设计和制造（图6.4）。

标准化托槽的虚拟定位

无论是牙列初始的状态还是模拟正畸治疗结束时牙齿的最终位置都可以被用来进行虚拟托槽定位[8-10]。专业软件（如 OrthoCAD、suresmile、OnyxCeph 或 OrthoAnalyser）可以被用来把从标准固定矫治器扫描库得到的扫描托槽和颊面管虚拟定位于牙冠上（图6.5）。如果托槽是定位于牙齿最终的位置上，那么托槽定位的效率就会等到改善，然后需要使用软件将托槽的位置转移到初始数字化牙𬌗模型的牙列上（图6.6）。

这个虚拟托槽定位方法应该增加了正畸治疗中托槽黏结的准确性，并减少了弓丝弯制和托槽再定位的需要，从而缩短了疗程，提高了疗效。为了进一

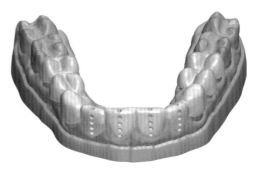

图 6.3　三维打印牙弓夹板的设计（公司：3Shape）

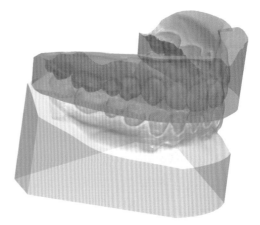

图 6.4　三维打印定位𬌗板的设计（公司：3Shape）

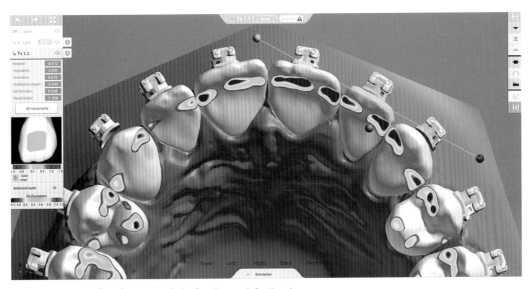

图 6.5　颊侧托槽的虚拟定位（公司：Exceed-Ortho.）

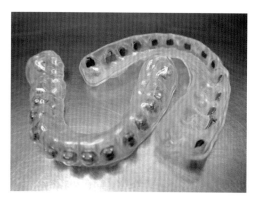

图 6.6　完整的间接黏结托盘（公司：Image Instruments）

步提高固定矫治器的效率而不增加其费用，一些软件程序（如 OnyxCeph）可以被用来根据增大或减小转矩的需要，虚拟定位一系列不同的标准化颊侧和舌侧托槽。对特定病例选择使用相应类型的托槽将增加直丝弓矫治系统的使用效率。而个性化托槽底板也可以被用来提高标准化托槽底板与牙列的适应度。对于舌侧矫治系统，将标准化托槽与个性化底板混合使用在数十年前就已经被提出。最近，个性化托槽底板与个性化弓丝的配合使用又被 OraMetrix 公司提出，称作"Fusion"系统。

█ 完整的个性化正畸矫治器系统

目前，随着完全个性化正畸装置系统（如个性化托槽）、托槽底板及颊面管、横腭杆、口外弓颊管、快速扩弓器以及 Herbst 矫治器附件等能够按照正畸医生意愿和每个病例的要求被制造出来，使用全系列矫治器系统进行完全个性化正畸治疗已成为可能。首个已广泛应用的

商用个性化弓丝矫治系统"suresmile 系统"是由美国 OraMetrix 公司提供的。该公司提供一种由计算机基于治疗中扫描牙列的数字化图像所设计的"完成弓丝"。在排牙结束后，由临床医生所选择的宽度、弹性和力值的弓丝被弓丝弯制机器人制作出来用于完成病例。根据病例的要求，还可以要求在特定的弓丝上加上额外的转矩用于补偿托槽内置的转矩和生物力学系统中产生的副作用。

特定的 CAD/CAM 辅助设计个性化矫治计划制定系统（集合了个性化弓丝，个性化托槽和间接托槽黏结托盘），如 Ormco 的 Insignia 对于颊侧托槽（图 6.7）和个性化固定舌侧矫治系统，3M 公司的 Incognito 系统，American Orthodontics 公司的 Harmony 系统和广州 Riton Biomaterial 公司的 eBrace/eLock 系统（图 6.8），现在都已实现商业应用[11-13]。

对于所有的个性化固定矫治系统，

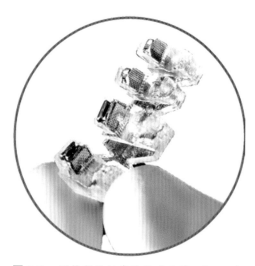

图 6.7　间接黏结托盘片段（公司：Ormco）

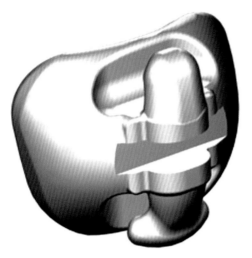

图 6.8　个性化舌侧托槽的设计（公司：Guangzhou Riton Biomaterial Co.）

都应该设计间接黏结托槽的托盘和夹具用于将个性化矫治器转移至牙列上。实际操作中，间接黏结托盘是包括整个牙弓还是被分割成片段由临床操作医生选择。这些系统还包括使用一组由正畸医生选定的个性化正畸弓丝。

正畸保持器的个性化设计

正畸保持器，如活动保持器、牙齿正位器、保持弓丝、手术殆板和用于治疗阻塞性睡眠呼吸暂停综合征的下颌定位器，现在同样能用专用软件来设计和三维打印。一些打印的装置还需要后期的加工，如打印部件的组装。如果需要实体牙模，那么还可以打印牙模[14]。

结　论

利用现有最新的硬件和软件技术，能够对个性化矫治器的设计与制造进行

控制。需要使用间接黏结将个性化矫治器转移到患者的口内。

间接黏结技术能够增加矫治器定位的准确性，并避开一些常规黏结程序中常见的陷阱。计算机辅助程序长期以来被认为有利于某些医学领域，包括隐形矫治。而使用计算机辅助治疗计划、托槽定位和个性化矫治器将这个概念扩大到了固定矫治器。随着更多软件程序的出现和个性化托槽和弓丝制作费用的降低，这些个性化矫治器系统将得到更多的使用，同时，随着个性化矫治器越来越多的使用相应的费用也会进一步降低。

参考文献

[1] Al Mortadi, N Jones Q, Eggbeer D, et al.Fabrication of a resin appliance with alloy components using digital technology without an analog impression. Am J Orthod Dentofacial Orthop, 2015,148 (5): 862–867

[2] Salmi M, Paloheimo K S, Tuomi J, et al. A digital process for additive manufacturing of occlusal splints: a clinical pilot study. J R Soc Interface, 2013,doi: 10 1098/rsif 2013 0203

[3] van der Meer W J Vissink A, Ren Y. Full 3-dimensional digital workflow for multicomponent dental appliances: a proof of concept. J Am Dent Assoc,2016, 147(4): 288–291

[4] Javidi H,Graham E.Clear aligners for orthodontic treatment? Evid Based Dent,2015, 16 (4): 111

[5] Hennessy J, Al-Awadhi E A. Clear aligners generations and orthodontic tooth movement. J Orthod, 2016,8:1–9

[6] Azaripour A,Weusmann J, Mahmoodi B, et al. Braces versus Invisalign®: gingival parameters and patients' satisfaction during treatment: a cross-sectional study. BMC Oral Health, 2015,15:69

[7] Han J Y. A comparative study of combined periodontal and orthodontic treatment with ?xed appliances and clear aligners in patients with periodontitis. J Periodontal Implant Sci, 2015, 45 (6): 193–204

[8] Suárez C,Vilar T.The effect of constant height bracket placement on marginal ridge levelling using digitized models. Eur J Orthod, 2010, 32(1): 100–105

[9] Nojima, L I, Araújo, A S, and Alves Júnior, M . Indirect orthodontic bonding: a modi?ed technique for improved effciency and precision. Dental Press J Orthod, 2015, 20(3): 109–117

[10] Flores T, Mayoral, J R, Giner L, and Puigdollers, A.Comparison of enamel-bracket bond strength using direct-and indirect-bonding techniques with a self-etching ion releasing S-PRG filler. Dent Mater J, 2015, 34(1): 41–47

[11] Menini, A, Cozzani, M, Sfondrini, M F, et al. A 15-month evaluation of bond failures of orthodontic brackets bonded with direct versus indirect bonding technique: a clinical trial. Prog Orthod, 2014, 30(15): 70

[12] Brown M W, Koroluk L, Ko C C, et al. Effectiveness and effciency of a CAD/CAM orthodontic bracket system. Am J Orthod Dentofacial Orthop, 2015, 148(6): 1067–1074

[13] Kwon S Y, Kim Y, Ahn H W, et al. Computer-aided designing and manufacturing of lingual fixed orthodontic appliance using 2D/3D registration software and rapid prototyping. Int J Dent, 2014, doi: 10.1155/2014/164164

[14] Wolf M, Schumacher P, Jäger F, et al. Novel lingual retainer created using CAD/CAMtechnology: evalua tion of its positioning accuracy. J Orofac Orthop, 2015, 76(2): 164–174

第七章

个性化矫治器的制作及转移

K. Hero Breuning

◻ 概　述

个性化正畸矫治器的制作和转移必须精确无误并且需要一个高效的工作流程[1]。在 CAD/CAM 过程中，数字化牙科设备中的 STL 文件将代表矫治器的设计，然后 3D 打印机和弯制弓丝的机器人可以通过专用的软件来制作矫治器。3D 打印技术可用于应用丙烯酸材料来打印牙模（图 7.1）。这些打印的模型可在应用传统方法制作活动和功能矫治器时使用（图 7.2）。

技工室 3D 打印后的这些模型需要与激光打印和之前制作出来的不同部分组装起来。对于正畸矫治器，如快速

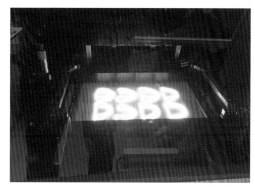

图 7-1　牙科模型的打印（公司：Orthoproof）

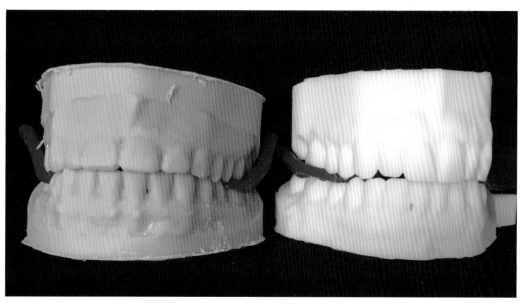

图 7.2　打印的牙科模型（公司：Orthoproof）

扩弓器、Herbst 矫治器、螺旋扩弓器或 Herbst 矫治器的预加工部件，必须在技工室中与矫治器的打印部件一起组装[2]。虽然在设计（Ortho-Analyzer）过程中可以使用虚拟𬛨架，但使用物理𬛨架仍然是必要的。目前，有一系列可用于打印实物牙模的 3D 打印机。3D 打印机的价格已经降低了，大多数打印的牙模的质量足以满足正畸的需要。笔者在奈梅亨大学（University of Nijmegen）评估了口腔扫描仪文件中的打印数字化牙𬛨模型的准确性，并得出结论，认为与"金标准"石膏模型相比，通过在磨牙之间放置条形基底打印的模型更加准确并可用于矫治器的制作（图 7.3）。然而，当只有一个"马蹄形"模型（没有基座或棒）时，在没有底座或磨牙之间的连接杆的打印模型上，磨牙与磨牙之间的横向距离明显较小。

无托槽隐形矫治器的制作

同一个患者的一系列打印模型可以用来制作一系列透明的无托槽隐形矫治器（隐形牙套），使牙齿逐渐向所需的方向移动（图 7.4）。在打印出一系列代表牙冠原始位置与设定位置之间步骤的实物模型之后，可以在真空机上对牙齿模型进行真空成形。作为替代方案，无托槽隐形矫治器也可以在 3D 打印机上打印，而不需要实物牙模[2]。然后，可以使用一系列透明无托槽隐形矫治器逐渐将牙列移动到期望的方向。最近，用弹性材料 3D 打印的无托槽隐形矫治

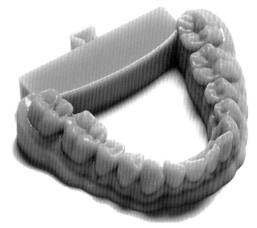

图 7.3 打印的"马蹄形"模型基底放置了条形棒以利于无托槽隐形矫治器的制作（公司：Orthoproof）

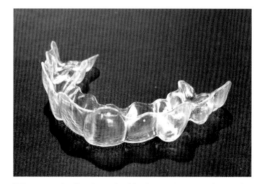

图 7.4 打印的无托槽隐形矫治器（公司：Orthoproof）

器已经可用于替换真空成型片。

定制正畸托槽和颊面管

不同的材料已经可以被选择用来制作个性化的固定矫治器。用蜡来打印个性化舌侧托槽，然后将材料转换为金合金。舌侧托槽的基底和颊侧托槽可用金属合金打印，而 eBrace 和 eLock 系统则有多种不同的材料可用于托槽和托槽底座的 3D 打印[3]。托槽（由金合金制成的托槽和托槽底座）的"复制品"现在

都可以制作获得（图 7.5）。

个性化弓丝的制作

作为弯制弓丝的替代方法，根据正畸医生的要求，选定一组直径、形状、弹性性质和牙齿移动力值个性化的弓丝，由机器人来弯制。OraMetrix（suresmile）公司在十几年前就开始了这项服务。研究表明，使用定制弓丝来完成正畸治疗不仅可以减少治疗时间还能改善治疗效果[4]。一些个性化的系统（如 Insignia 和 Fusion）制备的仅含第一序列弯曲的个性化弓丝仅适用于颊侧矫治器的正畸治疗（图 7.6）。其他定制矫治器系统（比如 Incognito、Harmony、

eBrace/eLock 及其他系统）可根据舌侧矫治病例的需要，提供第一、第二和第三序列弯曲定制弓丝的弯制[5-6]。

正畸转移矫治器的制作

为了将定制的正畸固定矫治器转移到牙列，可以用 3D 打印机打印实物牙模。在 OrthoCAD、OnysCeph 和 Exceed 软件系统中，托槽的实际计划位置将在打印模型中显示。在技工室中，技术人员必须将选定的托槽放置在该牙齿模型上，以在诸如 Biostar 的机器上制作真空托盘。作为真空成型托盘的替代物，可以使用软质硅树脂材料和第二层较硬的硅制材料。制作这种间接黏结托盘的特殊材料已经开发了出来，例如由 Opal Orthodontics 制作的 EmilumaTM 和 LumalocTM。

另一种制作间接黏结装置的方法是用专用 3D 打印机打印托盘或用铣床制作托盘。为了减少黏结失败，一些正畸医生喜欢将托盘分割来黏结。可以根据临床医师的意愿来分段黏结矫治器（图 7.7）。

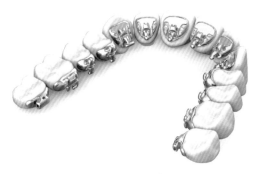

图 7.5　个性化舌侧矫治器（公司：Guangzhou Riton Biomaterial Co.）

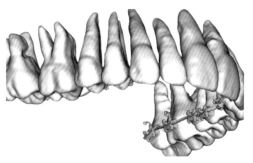

图 7.6　定制舌侧托槽系统，配有电脑弯制弓丝（公司：OreMetrix）

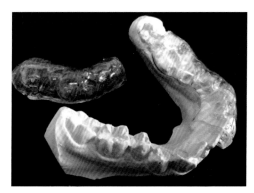

图 7.7　下牙弓片段化间接黏结托盘（公司：Orthoproof）

将个性化的固定矫治器转移到牙列

为了将预制和定制的正畸颊侧和舌侧固定矫治器的预设位置转移到患者的实际牙列中,应使用黏结托盘和黏结夹具。托盘和夹具的透明程度要满足让足够的光穿过以保证黏结效果。个性化舌侧矫治器的黏结,需要双固化黏结(包括化学黏结和光固化黏结)。文献中提出了应用不同的黏结材料和步骤来黏结托槽的方法[7-8]。

黏结步骤

恰当的隔湿及避免唾液污染对于成功的黏结是至关重要的。强烈建议使用颊部开口器、吸水垫和高速吸唾器。在这种黏结过程中,可以使用诺拉系统 – 全干区域系统(Nola System-total dry field system)或克尔公司的嘴唇牵拉器

与棉卷相结合以有效地避免黏结过程中的唾液污染(图7.8,图7.9)。首先清洁、冲洗,然后干燥牙齿釉质表面。然后,通常情况下,牙齿表面需要用37%的磷酸酸蚀处理。将底胶涂布到每个牙齿上,并将黏固剂均匀牢固地压到托槽底板中。一些个性化的黏结系统的制造商建议在黏结之前对釉质进行喷砂处理,但是我们建议仅在遇到修复体或黏结失败的牙齿时才这样做。当牙齿有填充物、贴面和陶瓷修复体时可能需要特别的处理。如果使用蚀刻加底漆组合,则可以减少黏结的步骤。如果牙齿表面做好黏结的准备,则将黏结托盘或夹具就位,使用光固化进行托槽黏结。目前,化学固化仅用于舌侧矫治器的黏结。最初在磨牙区域光固化,然后通过固化切牙托槽使托盘稳定在中切牙区域。完成黏固剂固化后,小心地去除双层或单层托盘,将托盘从牙齿上剥离下来。去除后,使用刮治器或探针检查黏固剂是否过量,

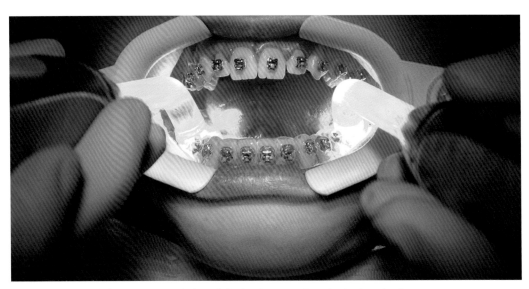

图7.8　间接黏结步骤:隔湿干燥系统(公司:Great Lakes Orthodontics)

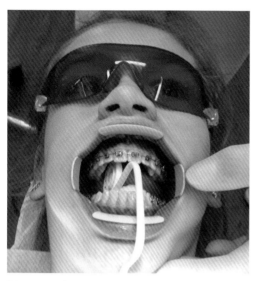

图 7.9 改良的隔湿系统（公司：Kerr Corporation）

并去除多余的黏结材料。应使用牙线检查接触点之间是否有黏固剂。

这种间接托槽定位和黏结方法具有很多优势。从临床角度来看，最佳的托槽黏结位置更有利于牙齿的初排、咬合关系的矫正及精细调整。在治疗开始时应用间接黏结法黏结第二磨牙颊面管更

容易，并能提高正畸矫治的效率。就诊室管理而言，与直接黏结相比，间接黏结所需的时间可以大大缩短。间接黏结过程对患者来说也会更舒适。由于在正畸诊所中，现在许多的操作步骤已经由助理来完成，也可将间接黏结交由培训后的助理完成，医生操作的时间减少了，甚至可以不需要医生来实际操作。正畸医师应该在制订治疗计划期间检查托槽和颊面管的位置，而不需要在临床黏结过程中实际操作（图 7.10）。医生认为，托槽数字化定位后的间接黏结可以使正畸治疗更具可预测性，托槽二次黏结和弓丝的需求将更少。

总的来说，将托槽和颊面管从数字化设计的位置转移到牙列的黏结系统为大多数正畸诊所的关键问题提供了解决方案。由于这个黏结过程中的几个步骤关乎黏结的成功与否，所以托盘或夹具的制作最好交给技工室来完成。

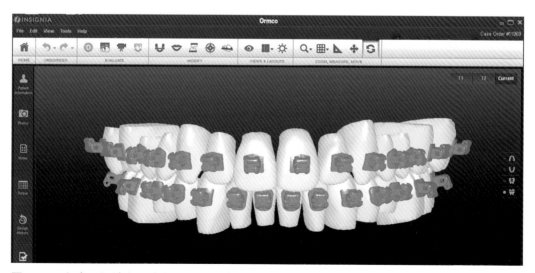

图 7.10 数字化托槽定位（公司：Ormco）

重新黏结托槽和颊面管

原先的托盘可以被切割成几个来再次黏结几个或单个托槽。个性化舌侧托槽系统的切牙和尖牙舌侧托槽的二次黏结需要借助于托槽定位夹（图7.11）。

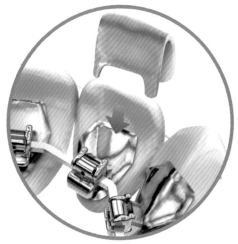

图7.11 舌侧托槽再次黏结定位夹（公司：American Orthodontics）

当托槽底板完全没有以前的黏固剂残留物时，没有必要重新处理托槽。如果托槽底板有黏固剂残留，则需要在黏结之前进行额外准备步骤，例如喷砂或使用底胶。

参考文献

[1] van Noort R. The future of dental devices is digital. Dent Mater, 2012, 28(1): 3–12

[2] Fayyaz Ahamed S, Apros Kanna, A S, Vijaya Kumar R K. 3D printed orthodontic auxiliaries. J Clin Orthod, 2015, 49(5): 337–341

[3] Martorelli M, Gerbino S, Giudice M, et al. A comparison between customized clear and removable orthodontic appliances manufactured using RP and CNC techniques. Dent Mater, 2013, 29(2): e1–e10

[4] Kwon S Y, Kim Y, Ahn H W, et al.Computer-aided designing and manufacturing of lingual fixed orthodontic appliance using 2D/3D registration software and rapid prototyping. Int J Dent, 2014, doi: 10 1155/2014/164164

[5] Saxe A K, Louie L J, Mah J. Effciency and effectiveness of SureSmile.World J Orthod, 2010, 11(1): 16–22

[6] Grauer D,Wiechmann D, Heymann G C, et al. Computer-aideddesign/computer-aided manufacturing technology in customized orthodontic appliances. J Esthet Restor Dent, 2012, 24(1): 3–9

[7] Israel M, Kusnoto B, Evans C A, et al. A comparison of traditional and computer-aided bracket placement methods. Angle Orthod, 2011, 81(5): 828–835

[8] Castilla A E, Crowe J J, Moses J R, et al. Measurement and comparison of bracket transfer accuracy of five indirect bonding techniques. Angle Orthod, 2014, 84(4): 607–614

第八章

数字化监控

Philippe Salah, K. Hero Breuning

概　述

当正畸医生制订了正畸治疗计划，并且得到患者同意后，就可以制作标准化或定制化的正畸矫治器并将其固定在牙列上，牙齿的移动可以通过可摘、颊侧固定、舌侧或隐形矫治器开始。需要有效和最佳的牙齿移动来达到预期的牙齿位置变化。研究表明，每个人的牙齿移动速度会有所不同，牙齿的移动速度还取决于正畸所使用的机械力学。正畸医师将使用最佳的机械系统（弓丝或隐形牙套）来进行牙齿移动，并且将在治疗过程中按一定的时间间隔进行观察与控制。这些复查的间隔时间应该根据所使用的机械力改变（或再次加力）的需要来安排，以达到最有利于牙齿的移动。但是由于每个患者的牙齿移动并没有被记录下来，所以这将很难对牙齿进行最佳的控制与调整。激活牙齿移动系统（弓丝的调整或牙套的更换）不会总是加速牙齿的移动，因为牙周韧带在受力后会发生透明样变。因此，按照规划的时间间隔监控牙齿移动可以优化控制与调整的时间。牙齿移动的观察与监控还可以帮助正畸医生和患者看到牙齿移动是否与治疗目标相一致。随着医疗卫生的发展，医疗机构将持续与患者保持联系并为他们提供更多专业的护理。这种可视化治疗也将为患者以及他们的家人和朋友提供治疗的动力。

通过用专用软件程序（如 Ortho-Analyzer）（图 8.1）分析口腔的扫描结果可以对牙齿移动进行监测[1]。在复查时，可以将阶段扫描结果与初始扫描进行重叠来观察牙齿的移动情况。这种类型监控的缺点是患者必须到正畸诊所进行口内扫描。另外，可以额外运用加拍面相的方法来纠正"微笑线"（图 8.2），也可以用 CBCT 来评估牙齿的位置（图 8.3）和术后颌骨的位置（图 8.4）。可以用特定的软件程序来将 CBCT 和面部扫描结果相重叠（图 8.5）。根据进度文件，可以通过设置"进程方案"来纠正牙齿位置，也可制作最终结束的弓丝或矫治器来纠正牙齿位置。

这一类监控系统的缺点是患者无法在家看到治疗进展。

最近，一家巴黎的公司（Dental Monitoring）推出了一种新的正畸治疗监控系统，该系统将利用患者的智能手机远程监测患者的牙齿移动和治疗

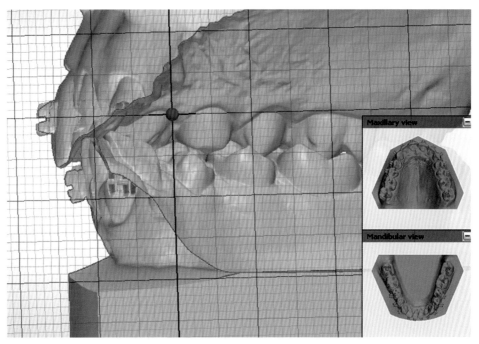

图 8.1　使用"修剪"功能分析牙齿扫描过程（公司：3Shape）

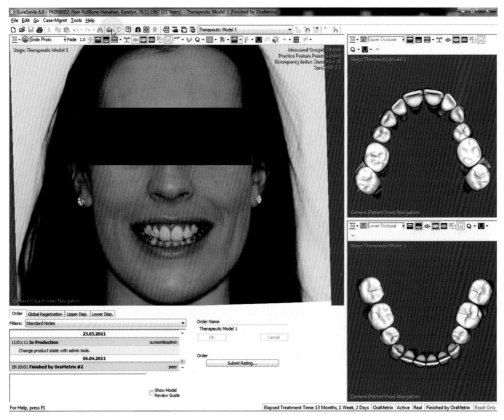

图 8.2　治疗过程中"微笑线"的矫正（公司：OraMetrix）

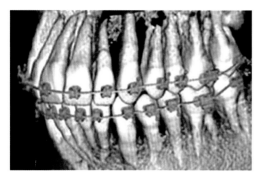

图 8.3　用 CBCT 评估牙齿位置（公司：OraMetrix）

进程。定制的颊部牵拉器是这个监控系统的一个重要组成部分，每次用智能手机拍照时都可使用它。这个颊部牵拉器是专门用来帮助患者熟练的拍摄高质量的口内照片。此外，它有可视化标记，选标记对校准拍摄的照片十分重要（图 8.6）。

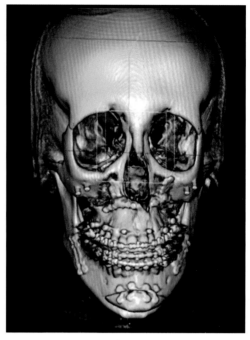

图 8.4　CBCT 影像在颌骨手术后的重叠（公司：Dolphin Imaging & Management Solutions）

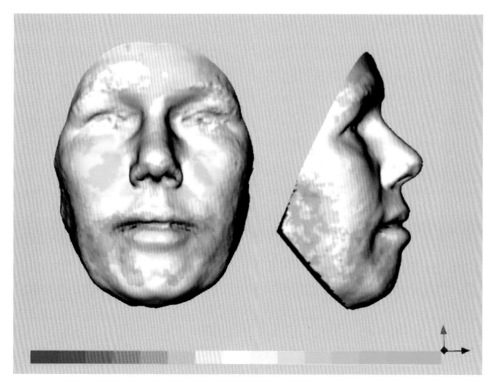

图 8.5　用"色距图"进行面部扫描的重叠（公司：3dMD）

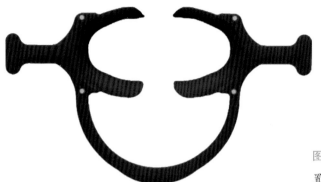

图8.6　带标记的颊部牵拉装置（公司：Dental Monitoring）

牙科监控系统的工作流程

牙科监控网站允许正畸医生创建新的患者文件、上传三维印模、查看患者上传的照片，并监控他们的治疗。正畸医师必须到网站注册为牙科监控用户。他们将在两天内通过邮件获得用户名和密码。登录后，就可以添加患者了。正畸医生在填写患者的信息后，医生和患者都将获得激活代码来登陆牙科监控应用程序，这个程序免费提供给苹果和Android用户，患者应该下载牙科监控应用程序。在开始监控之前，正畸医师将提供最近的、准确的石膏模型、PVS印模以及患者的口腔扫描结果。模型或印模的运输费包括在治疗费用里。公司将扫描石膏模型或印模，以获得用作治疗监控参考依据的数字化牙殆模型。对印模的要求是：可以在患者戴着托槽的时候取模。在取模之前去除弓丝会更有利于印模的取得。对于口内扫描，通常不需要拆除弓丝，但印模中不能包含任何人工制品，所以正畸医师应该确保在印模或数字化扫描中没有缺损或变形的地方。如果正畸医生使用自己的桌面扫描仪或牙科扫描仪来传输模型或印模，那么运输的费用、模型或印模的扫描将会减少。如果牙科医生已经要求一个合作的牙科监控技工室来扫描印模，那么技工室将在网页上上传该扫描文件。目前，多个口内扫描仪：包括Trios扫描仪（3Shape）、iTero和Carestream牙科扫描仪的数据（STL文件）都可以被接收。当然，扫描应该是非常准确的，文件必须是STL格式。此外，咬合记录如咬蜡或提供磨牙和切牙的咬合关系的口内扫描也是需要的。

每组文件都需要填写取印模的日期、治疗计划以及所需的监控类型。2016年，3Shape公司将Trios口内扫描仪与牙科监控公司（the Dental Monitoring Company）之间进行了整合。这次整合使正畸医生只需点击一下即可将数字化印模通过口内扫描仪直接发送到牙科监控平台。现在，3Shape Trios使正畸医生以一种简单、准确和快速的方式来监控治疗进程。使用3Shape Trios的正畸医师可以在口腔扫描仪软件中的供应商列表中选择牙科监控公司（Dental Monitoring, DM）。在那里，牙医只需要点击发送 Trios 的数字化印模和病例信息到牙科监控平台。数字化印模不仅是确定牙齿位置基线的第一参考点，也是应用程序进行所有计算的基准，因此初始口内扫描的准确性变得十分重要。Trios STL 文件和平台之间的顺利整合将使正畸医生和患者能够更轻松地利用该创新平台。牙科监控公司在接收上传文件时进行质量把控和分析。在大多数情况下，公司将适用的文件直接进行分析。如果发现这些文件不够准确，不能与早期的数字牙殆模型相重叠，正畸医生就会在牙科监控网站上的个人主页中收到一条预警信息，并被告知需要采取什么措施来解决这些问题。当报告的问题得到解决后，牙医可以重新提交新文件。

正畸医师必须跟牙科技工室确定监控的类型：该患者是否在观察阶段？早期干预治疗是否开始了？患者是否正在接受治疗中？如果治疗结束，印模或牙列的口内扫描可用于制造治疗后的数字化牙殆模型。牙科监控技工室的专家需要根据矫治阶段状态的信息，来处理正畸医师和患者收到的预警。在治疗前的监测中，每三个月拍摄一次照片。治疗期间，每两周进行一次照片拍摄，在治疗后监测期间，每两个月进行一次照片拍摄。患者将通过邮件形式收到提醒以便将拍摄好的一系列牙列的照片或视频发送给牙科监控公司。

每张照片或视频都应上传到牙科监控服务器，并由包括正畸专家在内的牙科专家们进行分析。如果患者的牙列在监控过程中发生较大变化，可将治疗过程中的口内扫描或完成的扫描上传到 DM，这个新的 3D 模型可能会被作为参考。

这项服务的费用将取决于受监测患者的数量。服务费用根据每个医生或诊所的使用情况可自行降价。正畸医生或助手可以帮助患者使用该应用程序以及告诉他们如何拍摄他们的第一张口腔照片。一组照片中患者应该拍摄 8 ~ 12 张照片（图 8.7）。

根据正畸医生的建议，患者会收到通知拍摄一组新的照片或视频的电子邮件。如果监测频率有变，例如，患者在治疗开始之后或保持刚开始阶段会收到该信息。

牙科监控应用程序可以与 iPhone 4s 的 IOS.7.0 或更高版本以及 Android 4.0.3 或更高版本兼容。

医生在办公室应向患者讲清楚应用程序的下载步骤和拍摄所需照片的方法及牙科监控颊部牵拉器的使用方法。患者也需要把使用方法教给为他拍照的人。理想情况下，为患者拍照的人也应该来到正畸诊室来学习并实际操作这一过程。

牙科监控公司已经创建了一个演示模式来帮助患者了解如何使用牙科监控应用程序以及如何拍摄照片。在牙科监控网站上还有一个简短教学视频，清楚地讲述了拍摄最佳照片的步骤。

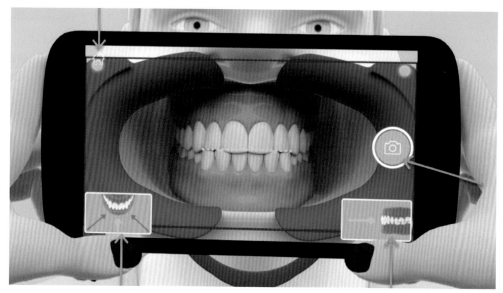

图 8.7　用"智能手机"拍摄牙列图片（公司：Dental Monitoring）

▣ 拍照的步骤

· 侧拿手机开始拍照。

· 患者的手机上会出现三个表格，显示正确的拍摄方向。

· 准备拍照。

· 嘴和牵拉器必须在拍摄的框架中。

· 足够近：牵拉器要作为照片的外部框架。

· 嘴唇不得盖住牙龈。

· 牵拉器上的绿线必须在图片的中间。

· 绿线显示嘴巴张开的程度。

· 闭口时，绿线应与切牙底部对齐。

· 拍牙列的侧面照片时，患者须将牵拉器朝左右两侧牵拉。

· 图片必须尽可能与前磨牙垂直。

· 按下快门。

· 检查图片是否符合要求。

· 当图像模糊或绿线与牙齿不对齐时要重拍。

当拍摄完成后，患者将会收到来自网站主页的一条消息，表明这一系列的照片正在被发送到牙科监控公司。如果在传输过程中关闭应用程序，传输就会停止，因此，在上传所有照片之前，不应关闭应用程序。然而，重新打开应用程序时，会从上次停止的位置重新开始传输。

牙科监控技工室会尽快开始分析图片。每个牙齿的实际位置会与初始牙齿位置及前期数字化监控的牙齿位置相比较。牙科监控公司人员将利用专门的计算机软件来分析牙齿移动，该分析报告将在网站接收到照片的 4 d 后完成，每个正畸医生都可以看到这个报告。

分析报告显示了与初始的数字化牙殆模型的牙齿位置和前期一系列计算机记录的牙齿位置相比较的实际牙齿位置。在这个分析中，可以从各个方向分析所选定的牙齿运动。

为图像和初始数字化牙𬌗模型建立三维图像的匹配是可能的。在选定的时间内可观察牙齿的实际运动。三维牙齿运动的分析中有一个显示每颗牙齿的移动速度的图表[1-4]。这个图的曲线越陡峭，就表明牙齿移动的越快。最初，只为每种牙齿移动类型提供一张图表，但现在提供两张图表。一张图显示的是牙齿的平移，另一张图显示了牙齿旋转的程度。

每个图表都有三个对应的特定类型的平移或旋转的图形，每一个图形都可以被单独评估。图表清晰地显示每种类型的运动，以便对它们进行更精确的分析。这意味着正畸医生现在可以将实际图片与存储的数字化牙𬌗模型以及之前的口内照片进行比较。

牙科监控警报

如果公司技术人员在牙科监控中发现意外情况，正畸医生会立即在"操作要求"页面上收到预警。正畸医生现在可以较容易地了解到警报所表达的意思，并查看有关牙齿及其可疑移动的详细信息。托槽脱落、弓丝断裂以及弓丝从托槽中脱出都是发送给牙医的警报示例。如果患者同意，该患者的档案可以与其他医生共享。要分享患者档案，其他医生的电子邮件地址应填写在网站上。将以发送电子邮件的形式邀请医生共享文件（可选只读版本）。

正畸医生可以将注册码发送到患者的电子邮箱。这样一来，患者可以查看一系列图像与初始牙齿位置的重叠并观察治疗过程中牙齿位置的变化。患者在治疗过程中不会收到发给正畸医生的牙齿移动图和预警信息。

讨 论

正畸医生和患者都乐于研究牙齿移动的速度。牙科监控系统可以有效地监测这些牙齿的移动[5-7]。如今，正畸医生可以展示初始文件和治疗计划，甚至可以说明预期的面部效果。但是在治疗过程中，这种牙齿移动只能由专业人员在计划的观察时间进行评审。这些监控系统具有在特定的时间间隔内显示牙齿移动速度和牙齿移动方向的优点。对于口内扫描，患者必须在口腔诊室才能进行，但是他们可以在任何地方对牙齿进行拍照或录像。

在将摄影图像上传到牙科监控技工室之后，牙医和患者都将能够看到治疗的进程。技术人员和正畸医生将审查每一个病例，如果必要，预警将发送给正畸医师。根据该警报的性质，正畸医生可以决定是否通过电子邮件跟患者预约时间来重新黏结托槽，更换断丝等。如果患者的牙齿移动比预期的更快，牙医可以观察牙齿运动的图表。在这些情况下，可以安排一次复诊以重新对牙齿移动进行调整。如果牙齿仍继续移动，预定的复诊将会被推迟。所以这种牙齿移动的监控将能够实现个性化且有计划的检查与控制。如果检测到预期之外的牙齿移动，则正畸医师必须调整治疗计划。监测与控制若能早期发现治疗情况（例如计划外的牙齿移动）就可以帮助正畸医生更有效地进行治疗。一些数字化软件可以输出治疗后含有计划结果的 STL 文件，在未来，正畸医生不仅可以比较实际的牙齿位置和初始的牙齿位置，而且还可以使牙齿向达到虚拟最终设置的计划结果的方向移动。到时可以将估算的完成治疗所需的时间添加到该监测系统中。

当然，这种监控也可以用来记录治疗期间的口腔卫生情况。如若在发生严重的龋坏之前检测到脱钙情况则可以采取预防措施。

笔者认为，需要记录治疗进展来评估是否需要调整初始治疗计划。如果有初始 CBCT，则可以进行口内扫描来检查治疗期间的牙冠和牙根的位置。一些软件程序可以在 CBCT 上将牙冠和牙列整合到一起。因此，当有初始 CBCT 时，可以将该 CBCT 牙列与阶段扫描的牙冠进行合并，新的阶段 CBCT 也许就不再需要了。在某些情况下，需要一个阶段计划设置来纠正正畸治疗第一阶段得到的治疗结果。这个阶段计划批准后，可以从诸如 suresmile 公司订购阶段性的矫治器如阶段性弓丝。通过 CBCT 影像扫描出的托槽并不准确，这可能是由于散射以及为了正畸目的而拍摄的 X 线片的体素尺寸相对较大，经常需要将扫描的托槽和 CBCT 上的托槽图像进行叠加以制作定制化弓丝。

结　论

值得一提的是，目前尚无科学研究证明牙科监控系统的准确性。文献中有应用 3D 技术评估正畸治疗中的牙齿移动情况的研究 [5–7]。利用软件如 Maxillim（Medicim）、Geomagic（3D Systems）、Dolphin（Dolphin Imaging & Management Solutions）以及 OrthoAnalyser（3Shape）进行数字化牙科牙𬌗模型、带有标记的数字化照片、CBCT 和面部扫描的重叠，在临床上来看是准确的。目前还没有关于本章介绍的不同监控系统的准确性的研究。但是，即使对牙齿和颌骨运动的记录不是完全准确的，这种监控也将有助于正畸医生和患者对矫正治疗过程进行观察和纠正；而且，这些监测与控制也可以用于记录和解决正畸治疗中可能出现的并发症。

参考文献

[1] Cha B K, Lee J Y, Jost-Brinkmann P G, et al.Analysis of tooth movement in extraction cases using three-dimensional reverse engineering technology. Eur J Orthod,2007, 29(4): 325–331

[2] Choi J I, Cha, B K, Jost-Brinkmann, P G, et al.Validity of palatal superimposition of 3-dimensional digital models in cases treated with rapid maxillary expansion and maxillary protraction headgear. Korean J Orthod,2012, 42(5): 235–241

[3] An K, Jang I, Choi D S, et al.dentification of a stable reference area for superimposing mandibular digital models. J Orofac Orthop,2015, 76(6): 508–519

[4] Lee R J, Pham J, Choy M, et al. Monitoring of typodont root movement via crown superimposition of single cone-beam computed tomography and consecutive intraoral scans. Am J Orthod Dentofacial Orthop, 2014, 145(3): 399–409

[5] Lai E H, Yao C C, Chang J Z, et al. Three-dimensional dental model analysis of treatment outcomes for protrusive maxillary dentition: comparison of headgear, miniscrew, and miniplate skeletal anchorage. Am J Orthod Dentofacial Orthop, 2008, 134(5): 636–645

[6] Park T J, Lee S H, Lee K S. A method for mandibular dental arch superimposition using 3D cone beam CT and orthodontic 3D digital model Korean J Orthod, 2012, 42(4): 169–181

[7] Lee R J, Weissheimer A, Pham J, et al. hree-dimensional monitoring of root movement during orthodontic treatment. Am J Orthod Dentofacial Orthop, 2015, 147(1): 132–142

第九章

正畸治疗的个性化的保持

K. Hero Breuning

概　述

正畸移动牙齿后，维持牙列长期的稳定性，尤其是切牙和尖牙区域的稳定性是非常重要的[1]。20 世纪 80 年代，大多数可摘的保持器被固定的舌侧保持器替代，因为固定保持器不需要患者的配合，并且每天 24 h，甚至几年、十几年都能有效地保持。然而，由于非拔牙矫治的要求、唇部的凸度以及降低黑三角的出现，夜间配带活动保持器维持整个上牙弓的形态是也是必需的[2]。

可摘的保持器

传统的上颌全牙列保持器，比如 Hawley 保持器、van der Linden 保持器仍然用于临床（图 9.1）。作为传统保持器的另外一种选择，隐形保持器已经在临床成功应用几十年[3-5]。在正常情况下，下牙弓受到平衡的颊侧和舌侧肌肉组织的压力，能维持稳定的形态。对于个性化的正畸矫治系统（如 Insignia），在虚拟的排齐阶段，牙齿在下颌骨齿槽的边缘是可见的。所以，在矫正的过程中下颌尖牙间距是可以控制

的。维持尖牙间距能增加矫正后下牙弓的稳定性[6]。如果矫正后下颌需要可摘的保持器，就可以选择隐形的（透明的）保持器，因为传统的带有卡环的保持器制作不够精确。如果患者有颞下颌关节问题，可戴用虚拟殆架上设计的 3D 打印的殆板。如果有 CBCT 和咬合扫描仪（如 SICAT 记录），那么殆板就可以通过 CBCT 和口内扫描仪进行影像重叠来进行设计，然后 3D 打印成型。

个性化的正位器、矫正器和"Damon 殆板"可以在Ⅱ类或者Ⅲ类错殆畸形矫正结束后来维持颌间关系。如果患者有睡眠呼吸阻塞或者打鼾严重，矫正后戴用下颌定位装置（MRAs）有助于减轻症状，也可以维持上下牙弓形态（图 9.2）。

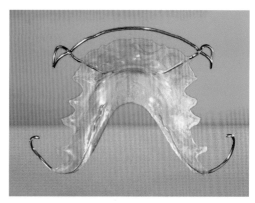

图 9.1　Hawley 可摘保持器（公司：Ortholab）

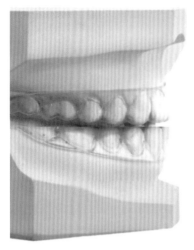

图 9.2　下颌重新定位器（公司：Ortholab）

在使用 MRA 前，需要请专业的临床医生对睡眠问题进行相关的检查。矫治器的制作（取模、设计、加工）可以用传统的方法（取模，正畸医生进行设计，技工室加工），但是计算机辅助设计和计算机辅助加工（口内扫描，技工室设计矫治器，3D 打印设备制作矫治器）已经越来越受欢迎。此外，数字化的模型也可打印成型，保持器也可以用传统的方法加工。

CAD/CAM 保持器

永久保持已经作为正畸治疗后维持切牙和尖牙区稳定性的一种方法。目前已经有不同的材料、不同的方法进行保持器的加工制作，从而降低固定保持器的失败率，提高保持器真正保持的效率[7-8]。理想的固定保持器应该与所黏结的所有牙齿完美贴合。保持器应该防止牙齿的移位但允许牙齿有生理性的移动。方便牙齿本身和邻间隙的清洁。全科的牙医

或洁牙师在清除牙结石时不需要去除保持器。弓丝以及弓丝与牙列的连接处应该保持连续。

随着接近正畸治疗结束时数字化牙殆模型的应用，利用 CAD/CAM 技术加工保持弓丝，使得将合适的保持器转移至牙列，以及精确制作和有效保持牙齿位置，在术后相当长的一段时间内可以预测。

用 CAD 技术设计以及 CAM 技术加工的保持弓丝应该可以简单而精准地在牙列上定位[9]。这种加工方法是由来自德国的 Dr. Pascal Schumacher 发明的，其中提供这种保持器的弓丝叫 Memotain。保持弓丝的生产始于一个患者的数字化模型。在传统的操作流程里，印模是用于制作石膏模型。然后扫描这个模型，将石膏模型转化为数字化模型。如果用口内扫描仪来制作印模，扫描的数据（STL）就可以用来制作数字化模型，然后就可以按照正畸医生的要求来制作保持器。

对于要带舌侧保持器的患者，托槽可以在软件上虚拟删除，比如 Ortho-Analyser（正畸分析）软件可以辅助数字化转移托盘和保持器的设计。为了防止上颌舌侧保持器与下颌切牙的咬合干扰，需要评估上下颌牙列的咬合接触。有几种软件，比如 Ortho-Analyser（正畸分析）软件，可以在虚拟的殆架上模拟下颌的前伸和侧方运动。为了预防保持器弓丝的断裂，在虚拟殆架上评估静态和功能性运动后，上颌的弓丝应偏离咬合止点和功能性接触点（图 9.3）。

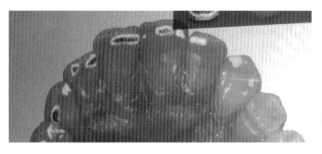

图 9.3　记录咬合可以预防保持失败
（公司：3Shape）

加工保持器弓丝

　　计算机和激光将会被用来切割镍钛合金块来制作保持器。Memotain 保持器的尺寸是 0.3mm × 0.3mm，这种弓丝保持器是由仿弹性材料制作而成。弓丝由激光束从镍钛合金块中切割后，进行电子打磨抛光（图 9.4）。这种镍钛弓丝保持器的弹性允许牙齿的生理性移动，同时能降低弓丝折断和黏结失败的概率。实体模型（初始的石膏模型或者打印的数字化模型）可以将保持器精确地转移到牙列。Ortho-Analyser 软件可以设计一种间接黏结的装置，就不用打印实体的牙模（图 9.5）。

　　作为另外一种可选择的方法，Ortho-Analyser 软件可以设计出间接黏结的夹板，并且打印出来，就不需要实

物的牙模。

　　最近的一项研究检测了计算机辅助设计和实际黏结的保持器的精确性。研究者总结到：定位差异小于 0.5mm，水平向和矢状向非常小，垂直向相对较大 [9]。因此，通过将三维的虚拟模型来制作保持器可以得到精确的口内效果（图 9.6）。利用 CAD/CAM 技术制作保持器也具有高度的可预测性，甚至在自主要求的区域，非常有限空间内也一样。

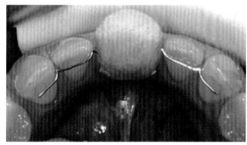

图 9.5　在实物的模型上制作的间接黏结装置
（公司：Memotain）

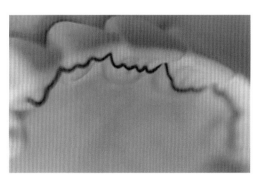

图 9.4　用镍钛丝制作的个性化保持器（公司：Memotain）

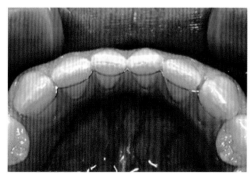

图 9.6　完美贴合的舌侧保持器（公司：Memotain）

◨ CAD/CAM 保持器的优势

用 CAD/CAM 方法来制作正畸术后的保持器对于临床医生有如下优点：

- 保持器非常贴合。
- 保持器到牙列预设位置转移的优化。
- 增加患者的舒适性。
- 弓丝不易折断（弓丝不是弯制的）。
- 可以预防咬合干扰。
- 容易清洁（对于医生及患者）。
- 弓丝丢失后容易替换。

◨ 参考文献

[1] Littlewood S J, Millett D T, Doubleday B, et al. Retention procedures for stabilising tooth position after treatment with orthodontic braces. Cochrane Database Syst Rev, 2016, 29(1): CD002283

[2] Fleming P S, Dibiase A T, Lee R T. Arch form and dimensional changes in orthodontics. Prog Orthod, 2008, 9(2): 66–73

[3] Thickett E, Power S.A randomized clinical trial of thermoplastic retainer wear. Eur J Orthod, 2010, 32(1): 1–5

[4] Mai W, He J, Meng H, et al.Comparison of vacuum-formed and Hawley retainers: a systematic review. Am J Orthod Dentofacial Orthop, 2014, 145(6): 720–727

[5] Kalha A S. Hawley or vacuum-formed retainers following orthodontic treatment? Evid Based Dent, 2014, 15(4): 110–111

[6] Yu Y, Sun J, Lai W, et al. Interventions for managing relapse of the lower front teeth after orthodontic treatment. Cochrane Database Syst Rev, 2013, 6(9): CD008734

[7] Renkema A M, Al-Assad S, Bronkhorst E, et al.Effectiveness of lingual retainers bonded to the canines in preventing mandibular incisor relapse. Am J Orthod Dentofacial Orthop, 2008, 134(2): 179e1–8

[8] Renkema A M, Renkema A, Bronkhorst E, et al. Long-term effectiveness of canine-to-canine bonded ?exible spiral wire lingual retainers. Am J Orthod Dentofacial Orthop, 2011, 139(5): 614–621

[9] Wolf M, Schumacher P, Jäger F, et al. Novel lingual retainer created using CAD/CAMtechnology: evaluation of its positioning accuracy. J Orofac Orthop, 2015, 76: 164–174

第十章

隐形矫治（Invisalign 系统）

Orhan Tuncay

◪ 概　述

隐适美系统类似于一种语言：所有人都在用它，同时又存在很大的差异。这种差异包括口音、单词以及俚语的选择、外来词的引进等。它还与说话者的声音和表达能力、书写者的文笔和流利度相关，有意思的是，尽管存在这么大的差异，但最终都能到达交流的目的。但是问题仍然存在，就像语言可能塑造交流的目标，目标也会影响语言的使用？这些问题的意义也真正是正畸治疗中需要思考的。每个医生的治疗目标都不尽相同，选择的矫治器以及矫治器的应用也不同。最后，能得到患者满意或医生满意，或者两者均满意的治疗效果。但是，满意到底是由什么决定？

美国正畸协会的客观分级系统指标并不能完全代表或者满足合理的治疗目标，尤其是成人患者。比如患者的生活质量、治疗的舒适度、疼痛，以及治疗的时间等都与评分息息相关。正畸医生的测量包括咬合的质量、美学效果、治疗的舒适度、患者复诊的频率、治疗的时间等。因此治疗的舒适度与牙齿排齐同样重要这一说法也不无道理。

有争议的是，治疗的舒适度既是治疗中的负担也是在治疗结果中可感知到的精彩之处，它是由正畸医生和患者共同确定的。遗憾的是没有全球通用的测量这些概念的具体工具。因此本章的重点是来交流一个过程和流程，在保证患者生活品质的范围内给予高效的治疗。

◪ 矫治器的预期表现

牙龈的反应

众所周知，机械力会影响生物学，生物学会影响机械力学的表现。尽管牙齿移动的机械力学是个非常小的领域，但是牙周组织的生物学仍没有被研究透彻，是一种非常复杂的现象。牙周软组织实际反应的可预测指标与已发表的研究结论一致。

正畸牙齿移动是由于牙周组织的改建[1]。这种改建反应是一种炎性反应，类似于伤口的愈合。炎症的严重程度，持续时间以及施力的大小将决定组织的反应。关闭中切牙之间的间隙是一个最好的例子。用固定矫治器和弹性皮链，由于皮链施力过大，会导致中切牙之间的牙龈肿大到像圣诞球一样（图

10.1A）。但是用隐形矫治器，在可控的轻力下，牙龈组织改建反应良好（图10.1B、C）。

牙周和牙齿的健康状态

文献回顾发现有许多的报道是关于维护孩子的口腔卫生多么艰难，最后导致白斑出现。一个多中心私立诊所的关于隐适美的研究报道指出无白斑形成（图 10.2A）[2]。

最近，无白斑已经被切端龋坏取代。偶尔，青少年会戴着矫治器喝高糖的饮料，最后，切端长时间暴露在这种环境中会导致龋坏（图 10.3）。

邻牙的影响

牙齿和牙套的完全贴合对于矫正效率是非常重要的。对于可预测的反应，牙齿移动已经预设在牙套里，必须要戴到这副牙套完全表达它的数据后才能更换下一副。经常会见到至少有一个牙齿与牙套不贴合。这种情况下，不要看脱轨的牙齿，而要看它的邻牙。脱轨的牙齿临近一个牙根较长的牙齿，而牙根较长的牙齿不会随着邻牙的移动而移动，但所有要移动的牙齿都需要邻牙让出位置（图 10.4）。

在图 10.4 中，中切牙的白色区域表明矫治器仍然处于被激活的状态，仍有很多的能量剩余。直到所有预设在中切牙上的能量都用尽时，牙齿其他表面与矫治器之间才不会有很大的间隙。相应的，临床医生最好在 ClinCheck 中延长这个阶段的治疗。延长矫治器的佩戴时间（3~4 周）是另一种选择。

另一种脱轨的原因可能是塑料太硬。如果有很多附件且距离很近，这些凸起就会导致塑料变硬。这类似于有瓦楞的纸会变得更硬。这种变硬的塑料很难贴近牙齿。最理想的塑料是具有足够的弹性和延展性来包裹牙齿并利用其弹性能推动牙齿（图 10.5A、B）。

另一种导致牙齿脱轨的原因是佩戴时间不足。戴用时间少，牙套中预设的能量没用完，牙齿没有达到理想的移动。如果患者没有戴够时间而持续换牙套时

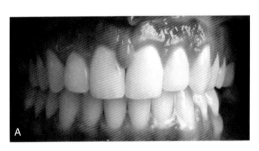

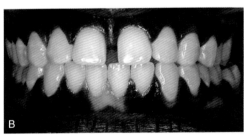

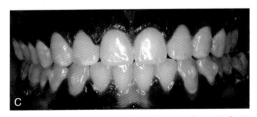

图 10.1　A. 在固定矫治器的治疗中，经常用皮链关闭中切牙之间的间隙。皮链牵引的力量过大，时间过短，会导致牙龈圣诞球样反应。B 和 C 相反，用隐形矫治器治疗，施加序列性的轻力会使牙龈组织改建，防止卷曲（公司：Align Technology, Inc.）

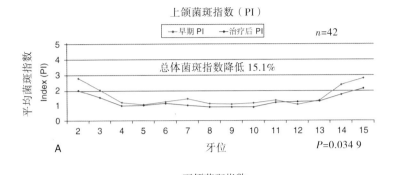

上颌菌斑指数（PI）

总体菌斑指数降低 15.1%

n=42

P=0.034 9

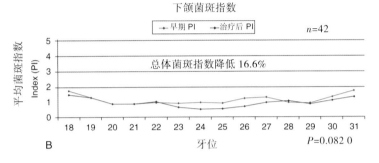

下颌菌斑指数

总体菌斑指数降低 16.6%

n=42

P=0.082 0

图 10.2 （A、B）隐形矫治器治疗的牙周健康和牙齿白斑，优于用固定矫治器者[3]；得到了 JCO 的许可

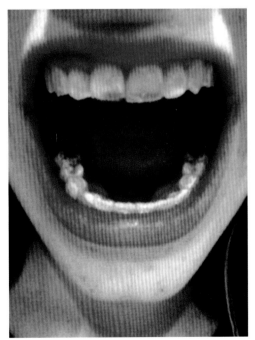

图 10.3 直到隐形矫治器治疗的引进才出现了切牙切嵴龋，可能是患者喝完高糖饮料后未刷牙导致（公司：Align Technology, Inc.）

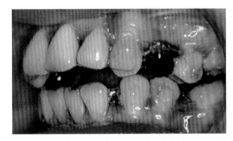

图 10.4 压力指示剂显示了矫治器与牙齿的接触点（公司：Align Technology, Inc.）

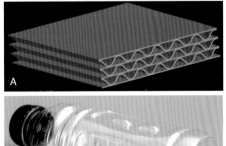

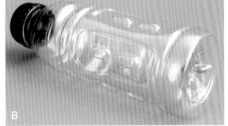

图 10.5 纸或塑料中的瓦楞能使材料变硬（公司：Align Technology, Inc.）

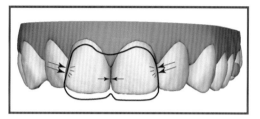

图 10.6 当矫治器与牙齿不匹配时更可能因为在牙齿某些不想施力的地方施力而产生问题（公司：Align Technology, Inc）

就会导致牙列比之前更拥挤。

拔牙病例中不期望的牙齿倾斜

一种新的嵌入式矫治器将会占据牙齿要移动的地方。它不能是一种塑料收缩包裹牙齿，如果是，牙齿将无处可移。也就是说，一定要通过可控的牙齿移动来填充这个空间。这也是临床医生的职责来设计防止牙齿倾斜的力学系统。这种设计可能需要特殊的附件、序列的牙齿移动、矫治器硬度的调整等。间隙成功关闭的核心就是防止牙齿倾斜。

可以像杯子一样在近远中颊舌向全方位包裹牙齿，来预防和减少牙齿倾斜。相应的，ClinCheck 也要这样设计，使牙齿近远中都有间隙。这种方式强调分离牙齿，防止其向邻牙倾斜。这种策略也适用于前磨牙拔除的病例中（图10.7A~C）。

在前磨牙拔除的治疗中，一定要理解，随着前牙的内收，矫治器会变短。而矫治器长度减小不可避免地会产生磨牙近移的力量。这种牵引就类似于从前牙挂到后牙的皮筋。皮筋从两端向中间牵拉。相应的，如果矫治计划中是将磨牙紧紧包裹，那就必须要小心了。一不

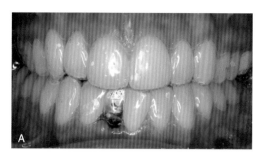

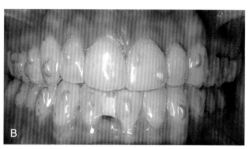

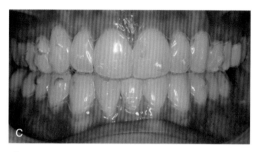

图 10.7 A~C 片段弓技术来移动侧切牙时需要像杯子一样完全包裹牙齿。在 ClinCheck 中一次是能有一个牙齿移动直到间隙关闭，所有牙根都平行（公司：Align Technology, Inc）

小心就可能导致牙齿向拔牙窝倾斜。这种倾斜在下颌更常见（图 10.8A、B）。

如果倾斜不可控制时，就需要用片段弓。牙齿被直立后就可以继续用矫治器来完成最后的治疗（图 10.9A~J）。

大多数的倾斜都是源于牙周韧带间隙沙漏状的外形。因此，任何大小，持续时间和方向的力量都分布在牙周韧带的间隙中，这种沙漏状的外形就会产生倾斜移动而不是整体移动[2]。相应的，克服这种移动趋势的数据必须预设

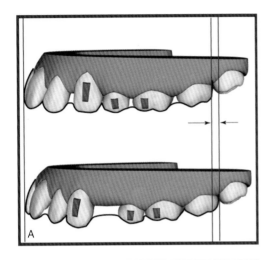

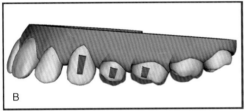

图 10.8　在前磨牙拔除的病例中，随着切牙的内收，牙套的长度缩小。相反，施加在磨牙上的拉力无异于拉伸的橡皮筋，它从两侧向内牵引。如果矫治器不加任何预防磨牙移动的数据，这些牙齿就会不受控制的倾斜（公司：Align Technology, Inc.）

在系统中（图 10.10A~H）。老式的矩形附件就非常适合这种情况。附件的尺寸是：长 5mm，宽 2mm，高 1.5mm。ClinCheck 中的优化附件对于牙齿移动是非常聪明的设计，但不能预防牙齿的倾斜。有时候，牙齿的外形不利时，隐形矫治器就必须要用一个钩子来紧紧抓住牙齿。附件就是用来改变牙齿的外形和特点，这样矫治器才能将牙齿紧紧包裹。隐形矫治器毕竟只是套在牙齿表面的一个外壳。它没有钩子。临床医生要在 ClinCheck 中设计钩子。如果矫治器中有很多这样的附件，将会使矫治器变

硬，磨牙可以维持在原位，改善预后（图 10.10A~H）。

此外，这种前凸的矩形附件也能创造生物力学转矩和力偶来控制牙齿的转矩（图 10.11）。

伸长侧切牙

随着切嵴向远中移动，内收的路径会形成一个弧形，因此前牙在内收的过程中会伸长。这也是经常所说的"相对伸长"。如果另一方面，需要真正的伸长（沿着牙体长轴），那么牙齿移动和保持都是非常困难的。利用隐形矫治器来伸长侧切牙从来没有那么简单。可能是受以下的因素影响：①邻牙的影响；②附件的设计；③牙周韧带的特殊纤维。这些因素都可以通过调整辅助装置，改变施力时间来解决，从而克服牙周组织的阻力。邻牙的机械力学影响在之前已经讨论过。现在关注的是附件的设计。

像之前说过的一样，如果牙齿不能达到它本应该的移动，那必须要改变牙齿的外形来创建出矫治器能抓住的位置。这种改变是增加了表面附件后的形态学变化。在真正伸长中要克服较大的软组织阻力。目前尚不知道有斜面的优化附件是否适用于这种情况。常规的临床经验引导临床医生选择压低后牙。但是如果患者并没有表现出任何后牙垂直向的异常，真正的伸长是解决开𬌗的唯一方法。相应的，如果附件改为 5mm × 2mm × 1.5mm 的矩形附件，那么塑料矫治器就能找到包裹和抓紧牙齿的面。单纯的伸长可以通过这种附件来实

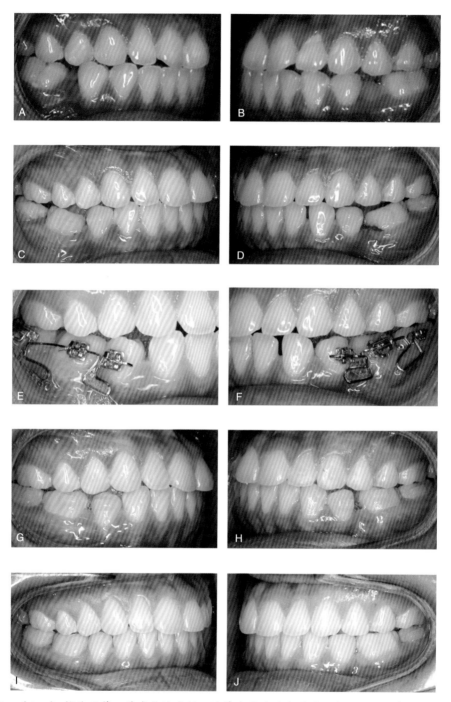

图 10.9 （A~J）拔除了第二前磨牙的病例。随着磨牙的近中移动，它们倾斜。有必要用片段弓来直立牙根。一旦拔牙处的牙根直立或者过矫正后就可以继续使用隐形矫治器完成后续的治疗（公司：Align Technology, Inc.）

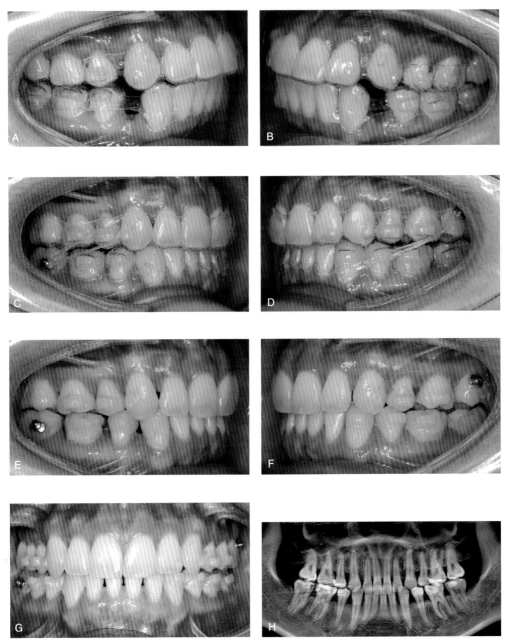

图 10.10　（A~H）在这个拔除 4 个第一前磨牙的病例中，长且凸的附件用来防止牙齿倾斜。可以看到随着间隙的关闭牙根的平行度很好。就不需要用片段弓来直立牙根了（公司：Align Technology, Inc.）

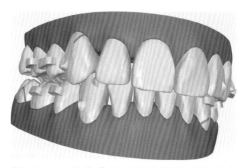

图 10.11 这种前凸的附件能辅助伸长磨牙同时控制其转矩（公司：Align Technology, Inc.）

现（图 10.12A~K）。

软组织改建的阻抗是牙齿移动的主要阻碍[4]。尤其是牙龈组织，不是退缩，就是改建得很慢。相反，骨组织是医生最好的朋友。它已经准备好了让路。比如，牙齿已经突破骨组织马上就萌出，但是受到牙龈组织的覆盖，需要很久才能萌出到口腔。

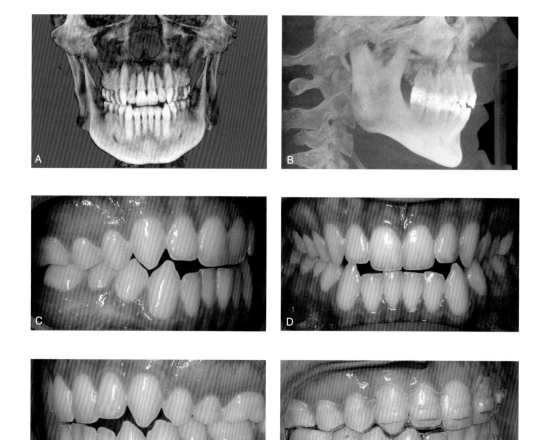

图 10.12 影像学显示垂直向无过度发育。因此，必须通过伸长切牙来矫正开合。长且凸的矩形附件能使矫治器紧紧抓住牙齿并且通过皮筋来牵拉牙齿（公司：Align Technology, Inc.）

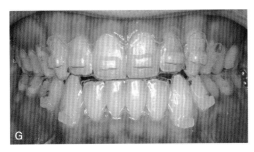
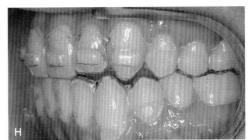
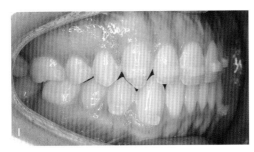
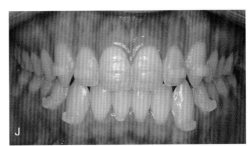
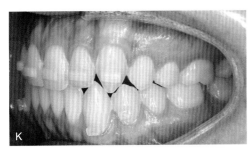

图 10.12（续）

　　值得了解的一点是，牙冠已经在口腔内可见后相当长的一段时间内，牙根和牙周韧带组织还在持续发育。大多数的研究表明牙周韧带的组成是不均一的。也有一些学者按牙的位置和方向来定义牙周韧带。笔者认为，牙周纤维的倾斜方向决定了它的功能，使其适应咀嚼力，垂直向排列的根尖纤维从牙根尖连接到牙槽窝里。它们这样生长不是用来伸长的[4]。这种特点使得用轻力的隐形矫治器来进行伸长非常困难[5]。固定矫治器能克服这些纤维的阻力，但是在保持阶段，新形成的纤维束会将牙齿拉回最初的位置（图 10.13A~D）。

　　牙齿和周围牙周组织的发育阶段会显著影响伸长的后期效果。有些研究认为年龄较小的患者，牙周纤维尚未完全形成，因为根尖尚未发育完全[3]。如果根尖未闭合，就有人认为是根尖纤维尚未形成。这种假设解释了为什么成人的牙齿很难伸长和维持。需要注意的是，这种假设指的是真正的沿着牙体长轴的伸长。相对伸长并未涉及根尖纤维。牙冠倾斜，根尖不会移动较大的距离。

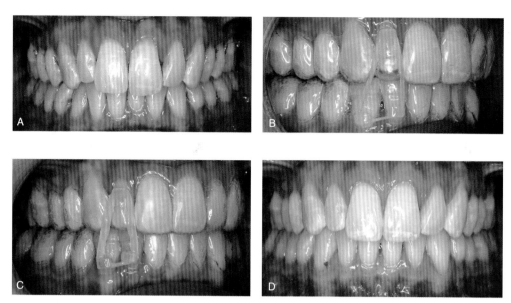

图 10.13 伸长上颌侧切牙有时候是不可预测的。可以肯定的是，保持也会令人失望。固定保持会比较好。这个病例中，上颌侧切牙没有萌出。用垂直向的皮筋牵引辅助其萌出，但是最后保持时的检查非常令人沮丧。患者不同意使用固定保持器（公司：Align Technology, Inc.）

总之，为了推动一种能更完美预测牙齿移动的轻力矫治器的发展，正畸医生必须要理解牙周组织的生物力学。如果治疗基于患者的基本情况、代谢状态、血供以及胶原组织的水合程度，这样才会解开更多的谜团。

参考文献

[1] Chumbley A B, Tuncay O C. The effect of indomethacin (an aspirin-like drug) on the rate of orthodontic tooth movement. Am J Orthod Dentofac Orthop, 1986, 869: 312-314

[2] Mandel U, Dalgaard P, Viidik A. A biomechanical study of the human periodontal ligament. J Biomech, 1986, 19: 637–645

[3] Tuncay O C, Bowman S J, Amy B D, et al. Aligner treatment in the teenage patient. JCO, 2013, 2: 115–119

[4] Tuncay O C, Killiany D M. The effect of gingival fiberotomy on the rate of tooth movement. Am J Orthod Dentofac Orthop, 1986, 89: 212–215

[5] Tuncay O C. Biologic elements of tooth movement in the Invisalign System.Berlin: Quintessence, 2006

个性化舌侧矫治器

第十一章

▣ 第 1 部分 Incognito 的历史回顾

Neil Warshawsky

21 世纪初期，正畸医生进行诊断的主要依据是石膏模型和二维的 X 线片，并利用治疗前照片辅助制订治疗计划。当时，数字化照片和模型的概念才刚形成，工业水平还是数字化二维设备，隐形矫治器的发展还在起步阶段。如果患者要求更美观的牙齿矫正方式，只能选择陶瓷托槽或者使用配合预成弓丝的舌侧托槽。个性化的矫治还未实现，而关于个性化，当时临床医生只是通过间接黏结技术让托槽定位更精确并提高椅旁效率，但真正个性化定制的牙齿矫正还无法实现。

新世纪的科技进步为口腔正畸领域

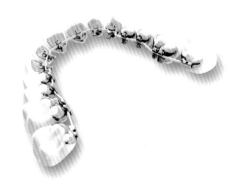

也带来了新的发展潜力。在欧洲，有很多创造性的想法孕育而生。一个由工程师组建的团队创立了名叫 OraMetrix 的公司。他们联合口腔正畸领域的专家跨界研发出一台多轴机器人，它能够从三个方向弯制个性化弓丝。采集到牙齿的三维信息后，机器人能够在不同的弓丝（含铜镍钛丝、不锈钢丝、TMA 丝、Blue Elgiloy 丝）上弯制个性化的曲来排齐牙齿。该技术的成功之处是能够有效解决托槽位置不佳带来的影响。实际上，托槽扮演的角色相当于牙齿上的门把手，如何准确获取牙齿的 3D 数据才是解决问题的关键。OraMetrix 为了解决这一问题，设计研发了第一台商用椅旁口内扫描仪。通过口内扫描生成了一个 3D 文件，用软件对数字化牙列进行切割分段，从而建立一个数字化排牙（DSL）或者牙齿排列的"目标位"。然后机器人用含铜 NiTi 丝、TMA 丝或其他材料的弓丝弯制补偿曲，使得正畸病例的效果更精确。这种个性化定制的弓丝注册的商品名为 SureSmile。SureSmile 生产的弓丝能适用于市面上各种品牌的托槽系统、品牌的托槽系统。该机器人最大的优点就是不受托槽位置的影响，托槽

位置不理想时能够通过补偿来优化槽沟的位置。但是，这个系统本身也存在一些问题。需要购买独立的网络并安装，才能与 OraMetrix 进行沟通交流，所以价格昂贵。他们的研究结果显示矫治疗程能缩短近 38% 之多。尽管展示的结果如此之好，但还是有些问题需要改善。弓丝是 3D 弯制的，弯曲通常体积较大、不美观，另外，很难完全将其置入槽沟。sureSmile 系统有能力进一步提高矫治的质量，但从美观方面来说，唇侧、可见的托槽阻碍了 SureSmile 的进一步发展。如何开发出更加隐形的托槽系统并结合个性化定制的弓丝，让正畸治疗更加美观、精准，这成了正畸领域亟待解决的问题。

德国巴德艾森的正畸医生 Dierck Wiechmann 对此做出了相关研究。在研究生阶段，他的研究课题是利用机器人弯制弓丝，让正畸更高效，并有更好的可预测性。他致力于改善舌侧正畸的现状。然而，与 sureSmile 系统不同，他认为从美观方面来讲，舌侧矫治是最好的选择。为了减少矫治所需弯曲的数量，他的团队认为将病例过程逆向思考可能会更高效。但他的资金有限，并且没有像 OraMetrix 公司那样寻求风投的帮助。他的系统更多的是 "模拟"，例如应用高质量的 PVS 印模来灌制个性化模型。人工获取错𬌗畸形的个性化蜡模，生成理想的最终咬合位置的物理化的目标。随后基于此蜡模制作商业化的舌侧矫治托槽，并以此制作弓丝模板（基于 TARG 系统）。一旦弓丝平面确定

下来，对排牙进行扫描，并使用更简单的两轴机器人进行个性化弓丝的弯制。Wiechmann 的硕士研究方向在当时无疑是正畸领域一条新思路，这项技术不仅实现了完全隐形的正畸治疗方式，对牙齿移动的控制也十分高效。他完成学业后，成立了 Top-service 正畸技工室。他决心改变整个正畸行业。

巴德艾森在地域上没有限制 Wiechmann 团队的发展，但是当时技工室使用的预成舌侧托槽却成了制约因素。为了找到更好的解决办法，技工室开始设计个性化舌侧托槽。个性化 3D 蜡模是他们用来制作托槽的媒介。开始，制作的矫治器完全是他们最初使用的 Ormco 第 7 代舌侧矫治期的翻版。存在的问题是矫治器体积较大，会对深覆𬌗患者建立最终的切导关系有影响。经过一段时间的研究，他们研发出了较合适的设计。最终，为了使托槽更紧贴牙面，弓丝平面需要旋转 90°。新一代舌侧矫治应选择带状弓而不是方丝弓系统。Incognito 由此诞生，正如其名字所暗示，这是一套完全隐形的个性化舌侧解决方案。该系统在欧洲逐渐盛行，到 2005 年，它是最受欢迎的个性化舌侧托槽系统，带状弓也有了进一步的发展。与此同时，个性化的辅助设计也发展起来，例如 saddle bands（并没有将牙齿近远中分离），联合应用 Herbst 和 ForsusTM 矫治器个性化的纠正 II 类错𬌗，用于光固化间接黏结的 Clear Precision TraysTM（CPT）。多国语言的客服团队，以及在欧洲有多个认证培

训中心，对 Incognito 系统进行技术支持，都使得舌侧矫治技术越来越受大家的欢迎，但它在全世界的分布有限。它在除欧洲外的国家知名度较低，缺少销售团队进行客户服务，因此在全球范围的客户认可度不足。

美国 Incognito 的分公司很快经历了变革，其负责人是 Ruedger Rubbert 和 Lea Ellermeier，该公司于 2007 年被 3M 收购。规模较大的公司插足于小公司时，有一点是明确的，那就是为了成功地将新品牌融入口腔健康体系，大公司需要加大投资力度融入欧洲团体，才能更大范围地满足产品的接受程度。由 Wiechmann 监管的，包括 Top-Service 在内的欧洲分公司，也已经在 2008 年底建立。3M 公司的第二次收购使得 Incognito 遍布 70 多个国家。这包括其在各个国家的销售以及分销渠道、多国语言客户服务支持网络和多种类型的教学系统，3M 可以利用网络项目、学校教育项目、生活实践项目、研讨小组的方式对使用者进行培训，提高他们对 Incognito 相关技能的掌握。对于 3M 公司来说，这也是促进 Incognito 继续发展、提高其全球认可度的关键。

3M 公司最初就认识到，如果他们想要获得正畸界的认可，就必须做出一些关键性的改变。3M 公司成立了全球咨询协会，包括世界各地的正畸医生、管理人员和研发小组，共同促进 Incognito 的进一步发展。每年举办 1~2 次的会议，共同讨论、设计、临床评估，这对 Incognito 的升级和发展有很大的帮助。这使得 Incognito 发展成一个优秀的正畸平台，并且要求 3M 公司有自己的认证证书、培训课程以及世界各地的医生都能够通过网络与其进行沟通。然而，对于这个新兴的系统来说，取得认证并不意味着具备丰富的经验。正畸医生和工作人员都须进行进一步的培训才能熟练掌握这项技能。因此，要通过不同的方式、不同语言来进行学习，毫无疑问，这就需要多种继续教育的模式（印刷品、网络版、现场多种语言的教学）来支持这个丰富又独特的系统。研讨小组、用户会议、定制的特殊仪器、专业的黏固剂等都可以来支持系统的发展。鉴于支持复杂系统的所需规模及复杂程度，3M 公司能够推动这个系统在全球发展也就不足为奇了。Incognito 能够矫治各类错𬌗畸形，并且不需过多的硬件，这给了"隐藏式托槽"新的意义。简单来说，笔者认为这个系统是最好的、最完善的、商业化的正畸矫治系统。

Incognito 的本质是通过实现个性化从而满足个人的需求。个性化的矫治器通常更加贴合牙面、牙齿移动效率更高，产生的副作用也更小。与其他矫治系统相比，由于个性化定制，Incognito 的矫治效果有时可以达到近乎完美。Incognito 的成功推广都归功于 3M 公司在一开始就认识到任何定制医疗或牙科的产品被大规模定制化，其设计都需要一套成体系的数字化模板。目前，该系统涉及的最新的牙科技术被称为"数字化工作流程"。尽管现在并不是所有的人都在运用数字化工作流程，但是目标

数字化工作	1. 3M™ 扫描仪扫描牙列
流程标准	2. Unitek™ 治疗管理系统（TMP 系统）创建数字化排牙
治疗结果	3. 数字化排牙
	4. 通过 TMP 系统检查、批准 3D 排牙
	5. 计算机辅助托槽设计
	6. 托槽制造
	7. 制作 Incognito 透明转移托盘
	8. 个性化弓丝弯制
	9. 质检和发货

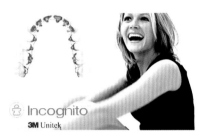

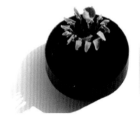
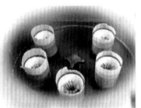
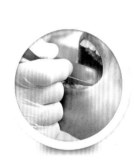
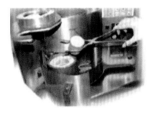
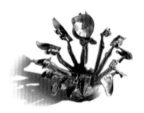

却是能最终建成这样的体系。由于使用数字化模型，这一过程比传统的技工室诊断要准确。整个过程并没用到石膏模型，这一点本身就会更加精准。所有实体的牙列模型，不论用哪种材料灌制，都会有收缩和孔隙因素的影响。将石膏模型的牙齿分割，并用蜡重新排列来建立理想的咬合模型，这一过程带有主观性。不可避免的，这一过程通常会出现一些问题。反观在数字化工作流程中，则不会受到这些因素的影响，因为牙齿被数字化切分，并无牙齿宽度的缺损。所以，技术关键在于在数字化工作流程之前先建立好数字化模型。

不单单是 Incognito，了解不同系统的个性化矫治器都是十分重要的，这样我们可以从数字化文件中获取很多信息。这种全新的设计和生产环节都是通过软件实现的。"完全数字化"使产品的生产过程标准化。我们不用再担心模型是否灌制或修剪得当，或者石膏模型是否切割得当从而影响诊断性排牙，也不用担心快递公司丢失包裹。"全程数字化"完全淘汰了这些步骤，建立了全新的数字化工作流程，过程更高效，结果更精准。

在世界不同地区中某些主观决定可适用于该地区的患者群体。例如，亚洲人群的正畸治疗拔牙率很高。因此，诊断模型的排牙标准适用于这个区域的很多患者，比如牙冠所需的附加冠唇向转矩。

光学技术获取的 DSL 模型是最准确的。硅橡胶印模材有一定程度的误差是众所周知的，而 Incognito 槽沟系统非常精确，降低整个过程的误差就显得尤为重要。因此，3M 公司为了在全球范围内达到 100% 的数字化做出了很

大努力。这样不仅可以确保矫治器制作精准，也可以缩短产品交付周期。更重要的是，如果可以达到数字化，就有望减少患者的成本，整个生产过程可以缩短两周，不用再先将 PVS 印模快递寄给 3M 公司，无须进行印模消毒，加工厂也无须再翻制两副模型以保证模型的质量。

最初并不是所有用户都可以获取患者数字化模型。这种情况下，正畸医生用 PVS 取模，并通过 FedEx 或者 UPS 快递给 3M 公司，收到 PVS 后，灌制两副模型，再进入数字化工作流程。当模

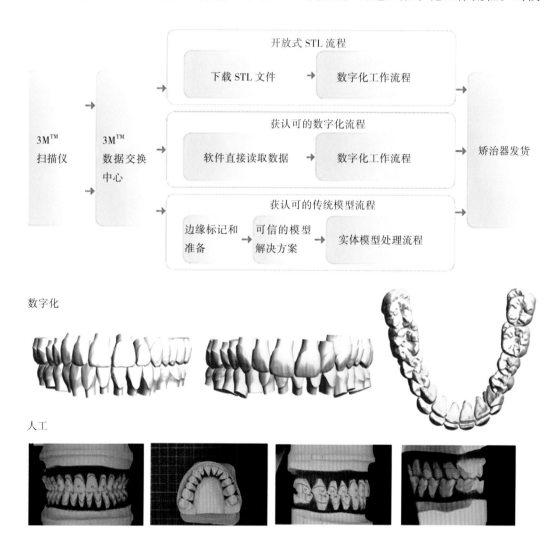

型通过质量检测后，分配给专门的工作人员，人工分割牙齿，对模型进行上𬌗架操作，建立尽可能理想的咬合。诊断蜡型基于 Dr. Larry Andrews 的正常𬌗六要素，虽然不是所有的病例都能达到这一标准，但在最初设计排牙阶段就提高标准是非常有必要的。数字化生产过程的开始便是三维扫描诊断蜡型。尽管仍有些误差，比如灌模、分割牙齿、排牙和扫描时，但是这一过程还是比人工方式精准很多。

正是这种建立个性化实验工作的动力使正畸界发生了新的变革：数字化印模、口内扫描仪的引入正畸前沿，旨在代替物理印模。正如同黑胶唱片、磁带、光碟为音乐的数字化传输和流媒体的发展开辟了道路一样。若数字化印模得以利用，一定会成为下一个产业趋势。当广大正畸医生可以从中获益，甚至整个口腔医疗领域都会因此变得更简单、更高效、更精准的时候，这项技术便会被广泛接受。3M 公司是一个全球化的制造商，其牙科产品多种多样，包括带环和托槽，各种类型齿科修复耗材，还有一些手用器械。他们认为数字化印模模型能应用于各种类型的齿科治疗。印模材料是 3M 公司的主推产品之一，因此，实现数字化印模也是关键的发展。数字化印模如同"数字化干预"一样，为了在数字化领域具备更多竞争力，他们应该与其他数字化系统同样出色，为了解决与物理印模材料相应的数字化方案，3M™ Tren Definition Scanner 采取了数字化的口内印模，该印模可用于整个口腔

医疗领域。他们的理念是使用一台扫描仪满足所有的口腔医疗装置制作需求。简单地说，使用 Tru Def 口扫系统，不论是单颗牙还是整体牙列，也不论厂商品牌，都能将数字化方案设计、加工以及生产的各个环节整合在一起。更重要的是它缩短了个性化矫治器的制作时间。

生产矫治器的新过程，也就是数字化工作流程，不仅会对正畸医生产生影响，还会影响口腔界的各个方面。在这里我们仅仅讨论如何利用 3M™ True Definition 口扫系统对接 Incognito 的设计制作过程。但 Incognito 的数字化流程并不是排他的，同时能和第二代 iTero 以及 3 Shape Trios 口扫系统相兼容。

数字化工作流程不仅仅是成功应用在 Incognito 系统。过去，数字化 X 线被认为是新潮科技，很少有医院或诊所能够引进。而现在，X 线已是常规检查。数字化印模也将复制同样的发展历程。现阶段的局限是硬件设备，但这方面的担忧一定会在接下来几年发展中得到解决。现阶段，若临床医生无法直接获得数字化印模，技工室会依据寄送的 PVS 阴模灌制的石膏模型进行扫描，从而获得 3D 扫描。除获得数字化模型的方式有所不同外，剩下的流程，包括 Incognito 矫治器的设计、生产等环节均是相同的。

患者信息采集后便进入数字化工作流程的第二步，即进入治疗管理平台（TMP）生成患者的 Incognito 订单。现在仍有一些国家和地区还需要提供纸质订单。但是，发展的目的是可以让所有

创新性的设计：为了一个更好的全面体系

3M™扫描仪市场上最小的扫描头以利于快速扫描、轻便的扫描头符合人体工效学平衡，
可以单操作

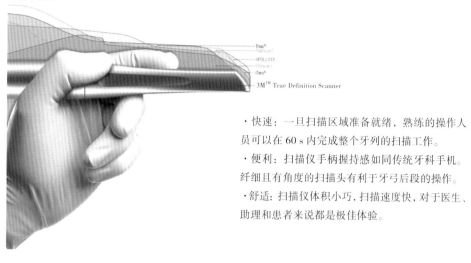

·快速：一旦扫描区域准备就绪，熟练的操作人
员可以在 60 s 内完成整个牙列的扫描工作。
·便利：扫描仪手柄握持感如同传统牙科手机。
纤细且有角度的扫描头有利于牙弓后段的操作。
·舒适：扫描仪体积小巧，扫描速度快，对于医生、
助理和患者来说都是极佳体验。

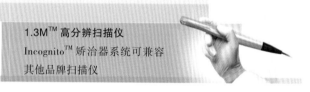

1.3M™高分辨扫描仪
Incognito™矫治器系统可兼容
其他品牌扫描仪

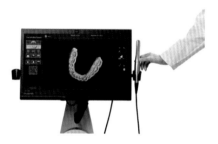

用户能够在线上完成整个流程的操作。

首先要在电脑上安装 TMP(治疗管
理平台) 才能够开始订购。对于完成
认证的用户来说 TMP 是免费的。当前
TMP 系统不支持网页版，需要在 PC 端
安装运行程序，由于运算量大，暂时也
不兼容 iPad 和其他移动设备。首先完成
患者基本信息（生日、工作地址、ID 号）
的输入，然后就可以开始下订单。在
TMP 系统上建立新患者之后，有两个选

项供选择：数字化排牙还是 Incognito 矫
治器。当订购 Incognito 时，会先收到基
于 ABO 标准的初始数字化模型。这时
就可以客观地对比数字化模型和患者的
初始牙列情况。

TMP 有很多辅助诊断的工具。可以
利用其来判断诊断蜡型是否符合要求，
另外，如果你使用的是 Dolphin Imaging
软件进行分析，可以直接将诊断信息导
入 TMP 系统，因此，通过 TMP 一个平

台就可以结合多种诊断工具，完成治疗方案的制订。客户服务中心同样能够看到这些记录，以利于他们需要确定建议的矫治计划能够符合医生的治疗目标。

如果选择数字化印模，而非PVS印模，会自动弹出所有数字化模型的下拉菜单。扫描数据将被直接传到3M公司。找到患者的模型，点击患者，会显示牙齿的小照片。若照片里的确显示是该患者的牙齿，便可将该扫描附加给生产订购，这一阶段数字化工作流程仅需要将扫描模型与订购单绑定。需要说明的一点是由于扫描仪不同，需要设定发送扫描结果的地址。这并不是很难的事情，一两次之后，医生团队一定会对这块很熟悉。

目前在美国3M公司与三种口内扫描机合作，分别是3M公司的True Definition Scanner、Cadent公司的iTero、3Shape公司的Trios扫描仪。目前，在整个美国市场上，3M的扫描仪是最轻的、最小的、最精准的，却也是价钱最低的。随着发展，这项技术还有很多改进，但机器的寿命有限。鉴于目前的市场可以自己决定是否需要购买，以及购买哪一款扫描仪。

将印模与订购单绑定便意味着订购过程开始，第一个页面包含有关订购的所有信息。前几个窗口的内容是最需要花时间关注的。医生选择需要治疗牙

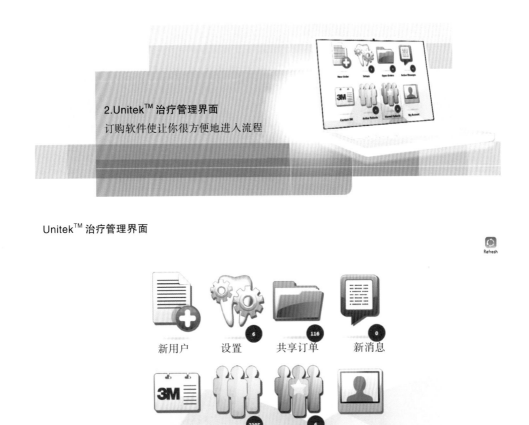

2.Unitek™ 治疗管理界面
订购软件使让你很方便地进入流程

Unitek™ 治疗管理界面

新用户　设置　共享订单　新消息

与3M联系　治疗中患者　重点患者　我的帐户

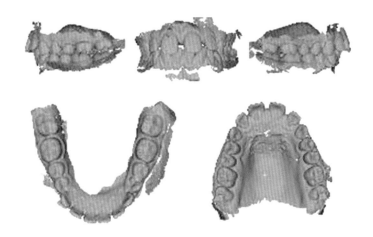

列，也可以选择单颌治疗同时要求对合牙列排牙。医生可以选择只治疗前牙段或是完整牙列。在矫治器类型选择中，医生需要选择是局部矫正还是完整牙列的治疗。对于完整牙列的治疗，医生还需要选择涉及的牙齿范围：4-4、5-5、6-6还是7-7。矫治器的成本会根据选择牙齿数量的不同而自行调整。种植体、桥冠、根骨粘连的牙齿需要进行标记，以确保这些被标记的牙位在数字化排牙（DSL）中不被移动。如果选择的是局部矫正或者Lite排牙，只有6颗前牙发生移动。这一方案可以选择4套弓丝（选择完整治疗的话则配有5套弓丝）。局部治疗最多可以定制8个牙位的托槽，并可选加前磨牙区金属夹板以防止后牙发生移动。因此，对于一些轻度局部复发的案例，又不想选择隐形矫治器的时候，这种治疗方式是我的首选。最后，订单下方左侧第三个图显示"灰色除外牙齿"，即不参与移动的牙齿。同时，像前文提到的一样，标记需要拔除的牙位或者缺失的牙位。

接下来是矫治目标，这些信息用于帮助技术人员创建目标位排牙，因此，需要医生准确地对此进行描述。技术人员获得的信息越多，医生就越可能得到较理想的排牙。信息一旦上传，就会在这个阶段也可以显示出来。

第二页则是医生订购矫治器的页面，医生需要根据第一页填写的信息选购。对于完整治疗模式，有很多不同的搭配方式。这个订购工具最好的地方是会向医生展示可购产品的图解。与唇侧矫治器相比，Incognito是一个独特的系统。它提供了更多的个性化产品，例如带状弓、咬合垫、完全贴合的个性化带环、方便入槽的颊管、下前牙区类自锁式槽沟及不同类型的支抗。联合应用Herbst和Forsus时会在前牙唇侧和后牙带环的颊侧增加附件，单一牙齿的个性化设计很容易实现，被移动的牙齿在屏幕中显示金色。系统会基于第一页的订单自动完善牙齿信息。

举个例子，假如订购了"Lite" 3-3模式，将会看到6颗牙齿。预成的图像是医生需求的，但仍可以进行调整，比如托槽、带钩颊管或后牙无沟等。若要

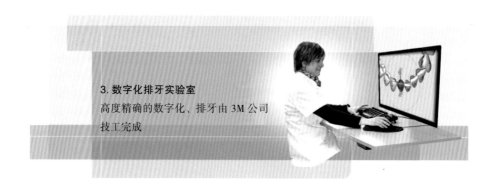

3.数字化排牙实验室
高度精确的数字化、排牙由 3M 公司技工完成

对某个牙进行进一步调整，点击该牙，屏幕显示会从金色变为紫色。这样操作后，会在页面底端出现两行信息。第一行是托槽与颊管，第二行是带环与托槽，每种都包括多种选项，比如使用半包绕式𬌗垫打开咬合。

在 TMP 第二个页面的顶端有个很重要的设计，被称作 CPT。

任何一个病例都可以选择使用 CPT 技术。它是基于数字化信息制作的间接黏结托盘。它包含内、外两层，内层较软，外层较硬。黏结完成后，可以将内膜切割分段来做重新黏结定位的夹具。假如需要重新黏结托槽，这个夹具可以确保托槽的准确定位。CPT 有利于将 3M 公司其他产品的优势发挥到极致，利用 RelyX 黏固剂将 Incognito 贴至牙面，RelyX 是一种双重固化树脂黏固剂，包含金属底胶，因此不用准备额外的黏结材料。这也简化了 Incognito 黏结的流程，医生只需要对光固化黏结托盘进行光固化处理，在 CPT 之前，笔者曾经使用的是硅橡胶托盘，但经过多次尝试 CPT 后。确实认为 CPT 是更好的选择。倘若不太清楚如何订购托槽带环，第二个页面底端有对话框可以进行相关询问。

第三个页面是订购弓丝，该页面顶部是一些拔牙和非把牙病例的模板。为了节约时间你可以直接选择推荐的弓丝序列或做一些修改，或者创建自己的弓丝序列模板并保存。所使用的 NiTi 丝默

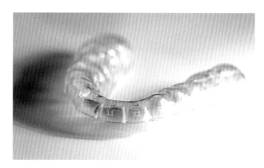

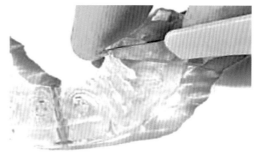

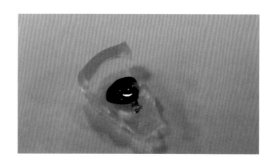

认为弹性 NiTi 丝，你也可以在页面底部选择金标含铜 NiTi 丝。对于需要拔牙内收或者牙齿远中移动的案例，可以要求弓丝后段呈一直线。初始 NiTi 丝非常有弹性，同时你会收到一根备用初始丝，以防初始弓丝发生断裂。如果患者有牙齿拥挤，我通常建议选择含铜 NiTi 丝，若初始牙列较齐或有间隙。建议选择含银超弹 NiTi 丝。

当使用 Incognito 系统治疗牙列拥挤病例时，在治疗初始阶段并不需要将每个牙结扎入槽。开始的一到两次复诊，建议使用停止附件保持弓丝压缩状态，以利用弓丝的弹性开辟间隙。对于下前牙，可以将弓丝卡在切端结扎翼和底板之间的类自锁式槽沟中，待基本排齐后

弓丝选择 (Archwire Selection Guide)

弓丝的材料与尺寸	上颌 拔牙 平直 横截面	平直横截面 Q1	Q2	非拔牙 个性化 横截面	下颌 拔牙 平直 横截面	平直横截面 Q3	Q4	非拔牙 个性化 横截面
SE Ni-Ti								
0.012" round	▼	☐	☐		▼	☐	☐	
0.014" round	▼	☐	☐		▼	☐	☐	(1) ▼
0.016" round	(1) ▼	☐	☐		▼	☐	☐	
0.018" round	▼	☐	☐		▼	☐	☐	
0.016" x 0.022"	(1) ▼	☐	☐		▼	☐	☐	(1) ▼
0.017" x 0.025"	▼	☐	☐		▼	☐	☐	
0.018" x 0.025"	(1) ▼	☐	☐		▼	☐	☐	(1) ▼
Steel								
0.016" round	▼	☐	☐		▼	☐	☐	
0.018" round	▼	☐	☐		▼	☐	☐	
0.016" x 0.022"	▼	☐	☐		▼	☐	☐	
0.016" x 0.022" ET	▼	☐	☐					
0.016" x 0.024"	▼	☐	☐		▼	☐	☐	(1) ▼
0.016" x 0.024" ET	(1) ▼	☐	☐					
0.018" x 0.025"	▼	☐	☐		▼	☐	☐	
Beta Ⅲ Titanium								
0.0175" x 0.0175"				▼				▼
0.0182" x 0.0182"				▼				▼
0.017" x 0.025"				(1) ▼				(1) ▼
0.0182" x 0.025"				▼				▼

Upper Wires Selected: 0   Lower Wires Selected: 0

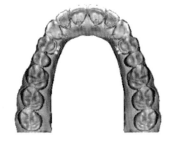
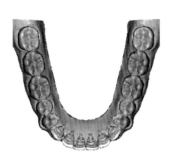

再将弓丝结扎入槽。对于所有的数字化排牙，我常规会增加少量扩弓。托槽槽沟可能设计有余隙，但该系统成功的关键是尽量让弓丝向下贴近底板，我个人强烈建议对前牙区使用最少量的双重结扎尽可能扎紧。弹性结扎对牙齿轴倾度的纠正十分有效，数月之后待轴倾度得到纠正时便可更换为钢丝双重结扎。Incognito 系统在关闭拔牙间隙时是使用整体内收的方式，内收前需要关闭两侧尖牙之间的散隙。在 NiTi 丝阶段也会建议将前牙连扎在一起，这样有利于之后顺利更换用于滑动内收的 0.016 英寸 × 0.024 英寸不锈钢方丝。谨记这是带状弓，而不是方丝弓矫治系统。所以，关闭拔牙间隙时应该使用结扎丝进行紧密结扎。如果使用其他方法进行弓丝结扎，会遇到很多问题，最常见的问题就是牙齿又变得不整齐。内收加时建议使用双轨加力，即在颊舌侧同时施加内收力的方式来预防大家常说的"拱形效应"。在治疗拔牙病例时，可以预定前牙段预加正转矩的不锈钢方丝（Incognito 系统的 0.016 英寸 × 0.024 英寸不锈钢丝）用于滑动内收，当前牙受到内收力时，这能帮助实现整体移动。不需要担心正转矩的过度表达，这样设计只是保证关闭拔牙间隙时前牙不会过度舌倾。同时，为了更便于关闭拔牙间隙，需要选择后牙段呈一直线的弓形。间隙关闭以后，

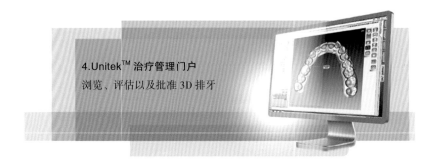

4.Unitek™ 治疗管理门户
浏览、评估以及批准 3D 排牙

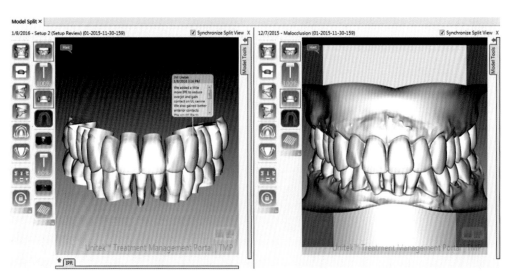

可以在结束弓丝上增加弯曲，将理想牙弓形态重新表达出来，通常 TMA 丝是最好的选择。弓丝勾选完毕后，需要在 TMP 系统上进行签名确认，接下来便进入生产环节。

在本书出版之时，可能并非所有的病例，但是绝大多数 Incognito 病例的排牙都将实现数字化。技术人员会根据医生的排牙意见进行调整，几天之后，在 TMP 系统的主菜单中会收到通知，同时 3M 公司也会通过邮件的形式通知临床医生：有新的排牙等待确认。

病例提交 1 周之内，会开始创建数字化排牙模型 DSL。DSL 发布的同时，会有一则附带说明，称为 macros，这个说明主要是讨论技师如何解决中线问题、弓形、磨牙关系、诊断蜡型的参考牙位、𬌗平面，以及一些个别或特殊说明。在 TMP 上可以直观地查看并评估排牙模型，有很多实用的工具可帮助你评价诊断排牙是否可行，模型是 3D 的，用 TMP 软件能够旋转并从不同角度审视。笔者还是想推荐一些检查排牙时最常用的工具，第一个是蓝色覆盖工具，利用半透明杆可以准确得到排牙中牙齿移动的距离，建议大家最先使用这个功能，因为它可以帮助你发现订单里可能出现的错误，举个例子，磨牙缺失时间较长就有可能有问题产生，对于你来说，缺牙间隙最终需种植体修复。然而，对于缺失牙如果不另加说明，技师可能根据默认设置而将拔牙间隙关系。

第二个工具是选择锁定旋转功能，它是将 DSL 排牙与初始模型查看，这就

能够让你同时查看这两个模型，有利于技师根据患者需求设计目标位排牙。

检查对称性最好的工具是透明网格，可以轴向、冠向、矢向观察。正因为它是透明的，可以很容易评价弓形、微笑设计，以及每个病例颊侧宽度的量。DS 力的底座有一个表格，记录了详细的 IPR（邻面去釉）的情况，也呈现了 IPR 的位置和量。

检查完上述之后，最后一个需要关注的是工具箱 macros 的底端，评价完 DSL 后，你可以选择提出修改意见、拒绝该排牙或是接受该排牙，然后开始生产矫治器。如果拒绝该排牙，进行修改需要点击工具箱 macros 上面，创建新的备注，然后再点击 DSL 上不满意、需要调整的区域。在 macros 界面上方会打开一个新备注框，DSL 也会随之打开。在这输入你对咬合不满意的地方，你需要描述你希望如何解决这个问题。具体指出排牙模型中不满意的地方是比较聪明的做法。想写几条备注系统都没有限制，但是，每副排牙模型只有两次修改的机会。超过两次便需要收取额外的费用。因此，你必须表明你想要到达的目标位。批准最终 DSL 模型需要点击 macro 表格底部的"接受"按钮，该病例便会进入等待生产的环节。

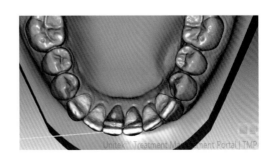

IPR	UR8	UR7	UR6	UR5	UR4	UR3	UR2	UR1		UL1	UL2	UL3	UL4	UL5	UL6	UL7	UL8	
UR						0.3	0.2	0.3 0.2	0.2 0.3	0.2		0.2	0.2 0.3	0.2 0.3	0.2 0.3				UL
	D	M	D	M	D	M	D	M	D	M	D	M	D	M	D	M	D	M	D
LR																			LL
	LR8	LR7	LR6	LR5	LR4	LR3	LR2	LR1		LL1	LL2	LL3	LL4	LL5	LL6	LL7	LL8	

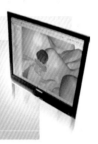

5. 计算机辅助托槽设计
在数字化模型牙齿舌侧面设计个性化的托槽槽沟和底板

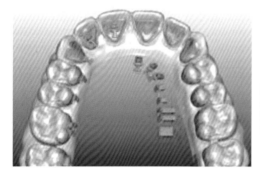

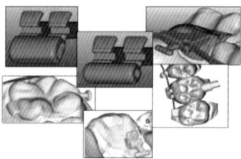

6. 托槽制造
使用牙科金合金制造托槽，需要多个步骤完成

7.Incognito™ 透明托盘
这种高度精确的黏结托盘直接由数字化数据生产，避免了手工制作

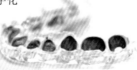

计算机辅助的托槽设计始于设计每一颗牙的个性化托槽底板。一旦确定底板范围，托槽体也会基于 TMP 订单自动选择。依据 TMP 的处方表，每一个托槽都是定制的。托槽体部是从一系列个性化矫治器中选择，结扎钩位置或靠里或靠外，这是在模拟牙齿的外形，因为所有托槽都是定制的，能够克服大多解剖局限性。

设计阶段的最后一步是将个性化托槽从 DSL 模型转移到原有错𬌗畸形的牙列中去。这一步需要修剪托槽底板，确保互相之间不会有干扰。托槽的制作会经过复杂的工艺处理：牙科用金灌注、滚磨，再抛光至符合口内放置的标准，包括预成间接黏结的 CPT，整个过程大概耗时超过 60h。由于传统的间接黏结方法是人工手动将托槽定位在实体模型上，从而增加了托槽定位误差的风险，所以建议选择个性化精准托盘给 Incognito 系统进行间接黏结。

由于该托盘是直接通过数字化信息预成的，由此确保了转移的准确性，它包括较软的透明硅橡胶内层和较硬的塑料外层。硅橡胶内层是基于数字化托槽数据成型，然后将舌侧托槽一个个嵌入进去，当使用 RelyX 黏固剂进行托槽黏结时，无需对托槽底板进行其他处理。这款黏合剂包括了多种底液，适合各种表面：如非贵金属、贵金属、塑料等，因此无需特殊的表面处理。

生产环节的最后一步是制作个性化弓丝，这样理想弓形能够适用于全部弓丝板式，从初始排齐整平到后期的精细调整。弓丝由机器人弯制，这样就保证每一根弓丝都是"理想"弓形。

预弯制的弓丝可使用不同的材质，并包括各种尺寸，如超弹 NiTi 丝、含铜 NiTi 丝、不锈钢丝、TMA 丝。为了配合拔牙病例的滑动内收，弓丝的后牙段需要直丝化处理。另外，也有过渡阶段的弓丝供选择，当牙列拥挤或者有散隙时，前牙段弓丝长度会随之补偿调整。简单来说，Incognito 系统弓丝配置足够，选择也有很多。弯制的弓丝与最终弓形接 1:1 比例打印。

Incognito 矫治器系统有很多独到之处来帮助排齐牙齿。弓丝位置在牙齿舌侧面、使用带状弓丝以及数字化逆向设计，这些都让 Incognito 具备了独特的生物力学理念。接下来，我们通过一例案例来帮助大家理解它的治疗过程。

一位 40 岁的女性，高加索人种，颞下颌紊乱治疗后，夜晚佩戴夜磨牙𬌗

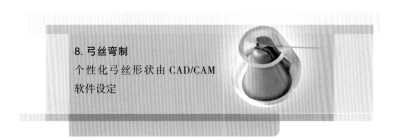

8. 弓丝弯制
个性化弓丝形状由 CAD/CAM 软件设定

垫防止夜间磨牙。患者主诉较明确，不希望拔牙矫治，也不希望通过唇侧矫治器纠正排齐牙齿，口内情况如下图。

矫治计划是通过邻面去釉解除拥挤，选用全口矫治器改善上颌前突，最重要的是，将殆创伤降至最小，这样便

不会加重前段时间治疗的颞下颌紊乱。

为了减少由于邻面去釉造成的损伤，我为患者设计了较宽的弓形。但在扩弓的同时也要避免后牙牙龈退缩。

下颌切牙设计类自锁式托槽，解除拥挤。鉴于拥挤度较大，首次复诊不能

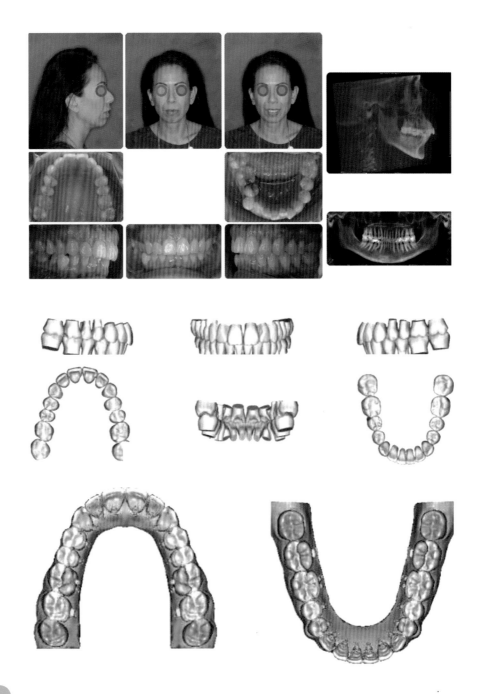

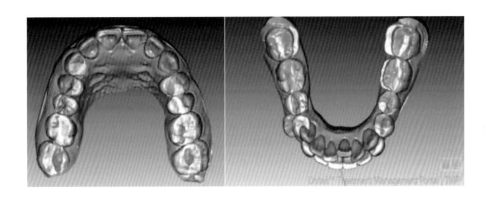

将所有牙齿扎入弓丝纳入矫治。这有助于防止下切牙唇展而丢失冠转矩。治疗过程中，托槽设计包含半𬌗垫打开患者咬合，矫治设计不仅需要去除夜磨牙𬌗垫，还需要将反𬌗牙齿咬合打开，纠正反𬌗。下前牙需要邻面去釉0.8mm。

我跟患者说明她的牙齿矫治后与现在相比不会更往前突，我们计划观察6～9个月的效果，再来看是否仍需要进一步增加IPR来改善牙齿前突。治疗过程如下：

初始口内情况为安氏I类错𬌗伴个别牙反𬌗。

14个月的全口矫治器治疗完成。

图A显示治疗初始的下前牙。图B显示公司植入类自锁式槽沟，建立横向扩展牙弓宽度。注意并不是所有的牙齿都结扎入槽，以防止下前牙唇倾。

最终的结果如图C。正如TMP预测的，治疗结果纠正了反𬌗，并没有引起牙周组织的退缩。

总之，Incognito矫治器系统是一个出色的矫治系统，能够治疗各种错𬌗畸形，不论难易。它应用了当前的先进技术建立可预测模型，可帮助工程师制作个性化托槽和弓丝。随着科技的发展，在未来会有更多的矫治器系统采用这种方式来生产个性化矫治器，并更加符合我们的治疗理念。

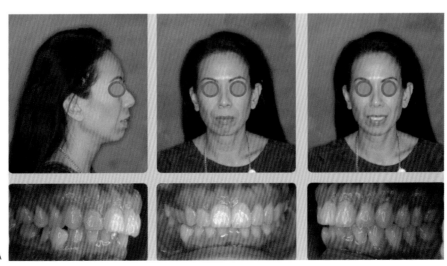

A

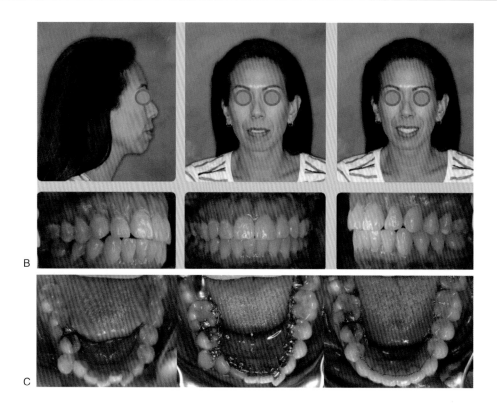

B

C

◾ 第2部分　eBrace 和 eLock 舌侧矫治器

Thomas W. Örtendahl, K.Hero Breuning

简　史

2008 年 11 月，在中国广东，位于广州国际生物科技岛的广州 Riton 生物材料公司研发出个性化舌侧矫治器 eBrace。2009 年 8 月开始了 eBrace 的首次临床试验，目前已在中国各大高校进行了临床试验。该个性化舌侧矫治系统目前已经申请了多项国家级（中国）和国际专利认证。eBrace 获得 ISO 和美国 FDA（食品药品监督管理局）认证。个性化矫治系统的自锁版（eLock）也是由该公司研发的另一种舌侧矫治器。2010 年舌侧自锁矫治器首次问世后，第

三代 eBrace 和第二代 eLock 于 2015 年相继上市。

eBrace 和 eLock 的工作流程

如果初始治疗计划为使用个性化舌侧矫治器，那么可以通过使用硅橡胶印模材（PVS）取上下颌牙列模型这种传统方法取模。将印模和咬合记录送到中国广州 Riton 生物材料公司，在欧洲可以使用 UPS 或 DHL，在美国可以使用 FedEx 邮寄。该公司也接收通过石膏模型或者印模扫描获取的 STL 格式文件。当然，口内扫描，例如 iTero 扫描、Lava 扫描、Trios 扫描（3Shape）、True Detinition 扫描，和其他口内扫描均可直接用于扫描牙齿和咬合关系。提交某个患者资料时，可以将患者的所有

资料数据发往公司（例如牙列的 STL 数据，口内、外数码照片，传统 X 线片以及 CBCT 数据），使用大型文件传输服务如"You Send It"，或者通过 FTP 安全服务器上传这些文件。如果正畸医生使用 Ortho-Aanlyser 和 3Shape 这种专业软件，将在正畸门诊制作的数字化排牙（DSL）的 STL 文件发送到公司，通过 3Shape 交流系统生成矫治器。根据正畸医生的要求，可以在正畸门诊或由广州 Riton 生物科技公司的实验室技师用专业软件将 STL 文件转化为数字化牙模型。这些数字化模型可通过网络传输到门诊，正畸医生在门诊使用正畸分析软件分析病例（牙列测量，Bolton 比分析等），可以使用 Ortho-Analyser 和 3M 软件，也可以使用广州 Riton 生物材料公司的软件。正畸医生制订矫治计划并与患者确认治疗方案，待患者确认方案并选择使用该舌侧矫治器后，最后在公司网站上填写电子订单和处方表。

如果选择了传统的石膏和蜡型排牙，排牙完成后技师会将各个角度排牙

照片通过 PDF 格式发送给医生，可以用通用浏览器打开这些 PDF 文件。医生如果有修改意见需要注明并提交给技师。排牙得到医生认可后，公司获得医生的授权便开始生产矫治器。

针对每一幅舌侧矫治器，都需要填写一份技工室订单。

托槽的设计是从托槽底板开始。根据正畸医生的喜好设计个性化托槽底板的轮廓和个性化舌侧托槽的网格板，这些要求需在实验室订单中表明。为了让托槽与牙齿间黏结牢固，通常会将个性化舌侧托槽底板设计的大一些。因为托槽底板的个性化设计包括前磨牙和磨牙的𬌗支托，所以托槽脱落率很低（图 11.1）。

当然，为个性化治疗选择最佳的托槽和舌管形态是十分重要的。正畸医生可以为个性化舌侧托槽系统选择不同的托槽形态：比如订购槽沟直径为 0.018 英寸 ×0.025 英寸的 eBrace Ⅲ 代托槽系统（结扎丝和结扎皮圈传统结扎）（图 11.2）。

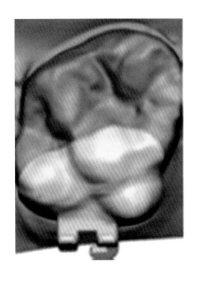

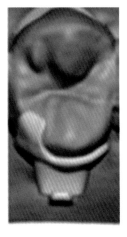

图 11.1　前磨牙及磨牙的支架设计

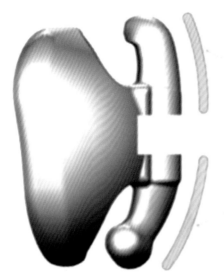

图 11.2　eBrace Ⅲ 代托槽的设计

在尖牙区和切牙区，舌侧托槽的槽沟根据正畸医生的喜好可以选择垂直和水平两个方向（图 11.3）。

根据一些有丰富经验的舌侧正畸医生的体会，水平沟槽对牙齿轴倾度和倾斜控制较好，对牙齿扭转的控制较弱。垂直向槽沟可以增加对扭转的控制。水平向槽沟使牙齿在设计方向上滑动更容易。

对于一些需要在牙弓上开辟间隙进行种植修复的病例，在尖牙和前牙区选用水平向槽沟更有利于开辟种植间隙。垂直槽沟可以更有效地纠正前牙转矩，例如安氏 Ⅱ 类病例。在治疗完成阶段，应用全尺寸结束弓丝可以实现理想的倾斜和转矩纠正。

托槽的第二种选择是 eLock Ⅱ 自锁舌侧托槽（图 11.4）。

自锁个性化托槽的优点为：弓丝更换更为便捷快速、确保弓丝在槽沟最佳位置。使用 eLock 托槽更有利于牙齿顺着弓丝滑动，但又不失去对转矩和扭转的控制。需要在前牙区开辟间隙安放种植体的病例可以选择自锁托槽。非个性化或传统的舌侧矫治在关闭间隙过程中，标准化托槽或不良结扎有可能引发副作用。eLock 托槽的设计也有助于正畸医生对牙齿轴倾度的维持或纠正。对于 eLock 托槽来说不需要强力结扎。

eBrace 还是 eLock 舌侧托槽？

与使用传统弓丝结扎的 eBrace 托

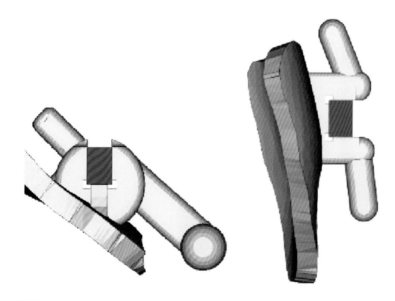

图 11.3　可以自由选择水平向或垂直向槽沟

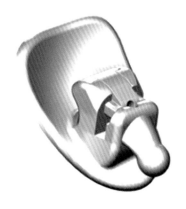
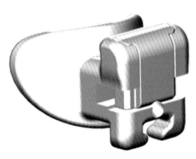

图 11.4　自锁舌侧 eLock II 托槽

槽相比，使用个性化自锁舌侧 eLock 托槽的舌侧矫治有一些优点。更快地更换弓丝可以节省正畸医生和助手的宝贵时间。自锁舌侧托槽的第二个优点是不用像使用 eBrace 托槽那样检查弓丝在槽沟中的位置。只要将弓丝完全放入 eLock 托槽槽沟中时托槽盖可以闭合即可（可以听到"咔嗒"声）。eLock 系统的托槽盖是由 NiCr 或者 Co-Cr 制成，并且通常不会损坏。万一自锁开关损坏，可以将托槽槽盖去除，可以使用与 eBrace 托槽相同的结扎方法继续完成治疗；当然也可以选择重新订购托槽来替换。

自锁舌侧托槽的缺点为：价格较高和托槽的近远中径较宽。增加托槽宽度会减少托槽间距，在治疗初期可能会引起更多的托槽间干扰。如果由于严重的牙列拥挤或牙齿扭转导致托槽间干扰，或者牙齿位置的纠正不能由单个舌侧托槽一次性完成，技师会设计第二个（eBrace）托槽（"过渡托槽"）用于治疗的早期阶段。牙齿位置的部分调整后，即可黏结第二个托槽来完成治疗（图11.5）。

通常，下颌尖牙、上颌侧切牙和严重扭转的牙需要过渡舌侧托槽，技师会决定哪些牙齿需要设计过渡托槽。当然，如果正畸医生评估排牙后决定需要增加过渡托槽，也可以免费加订托槽。

在一些病例中，第二磨牙的位置应该是稳定的。这类病例可以设计第一、二磨牙的联合底板将磨牙区稳定在一起，并提升患者舒适度（图11.6）。

对于 eBrace 和 eLock 的带环来说，

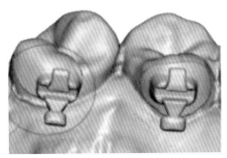
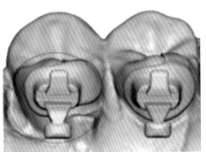

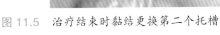
图 11.5　治疗结束时黏结更换第二个托槽

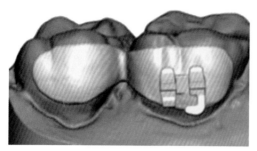

图 11.6　网状底板相结合的托槽提高牙齿矫治过程中的稳定性

不需要预先分牙，因为带环的设计不会进入邻接点区域（图 11.7）。同时，可以订购腭侧附件的订单：可摘横腭杆（TPA 或 Goshgarian）或固定腭弓。对于安氏 II 类患者，若要用 Forcus 簧或 Jasper Jumpers，所需要的颊侧口外弓管应提前在处方单中说明。若需要在下颌前磨牙添加 Herbst 矫治器的附件，也应在处方单中标明。如果需要，公司也可以制作临床中需要的暂时冠或桥。

前磨牙、磨牙应使用殆垫，托槽不会因为接触干扰而脱落，这样才能保证托槽黏结和再黏结定位的准确性。殆垫的形态需在处方单上说明。选择殆垫的覆盖范围（只覆盖远中），能让矫治器更隐形。对于所有托槽来说，覆盖牙齿就意味着打开咬合（咬合集中器），建

议尽量只在下颌前磨牙订购覆盖殆面的托槽，而其他咬合面上的覆盖均会引起咬合干扰。

为了有效打开咬合，可以订购切牙和尖牙托槽点平导设计（咬合集中器）。但是，在很多病例中，先用树脂垫高的方式解除咬合锁结。托槽的设计尽量减小对舌体的刺激（图 11.8A~C），如果需要，可预订磨牙颊管（图 11.9）。

对于 eBrace 和 eLock 矫治器，可选择不同材料（镍铬、钴铬或者金合金）。拆除的 eBrace 托槽，可寄回公司循环利用。eLock 矫治器不能选用金合金作为其材料。

个性化托槽底板的殆垫部分无网底设计，托槽底板上刻有牙位标识，殆垫黏结前不需要涂底液或者喷砂处理。

eBrace 和 eLock 托槽的牵引钩可以挂皮圈进行颌间牵引。皮链很容易挂在弓丝上，并保持。若选择 eLock 托槽，使用 NiTi 推簧或 NiTi 内收拉簧，无副作用。

eBrace 和 eLock 的弓丝

个性化矫治器的弓丝应与槽沟适

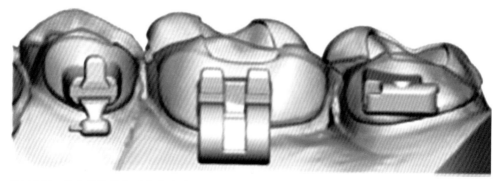

图 11.7　磨牙的接触点不包含在内

合，并使牙齿朝预期的方向移动，可根据医生的偏好订购弓丝的尺寸和材质。对于这两个系统，有一系列弓丝可订购；通常 5 套弓丝足以完成矫治。对 eBrace 系统的上、下切牙托槽可以选择类自锁式槽沟设计（图 11.10）。

正畸医生可以选购额外的弓丝，但需要支付额外的费用。舌侧矫治可选用传统蘑菇形弓丝。

个性化矫治器会有些"庞大"，为了减小托槽的厚度（这能提升患者舒适度），可以通过弓丝弯制补偿第一序列，

这样增加弓丝弯制曲的方法来降低托槽厚度。这种个性化舌侧系统的弓丝只在水平向有补偿弯曲（图 11.11）。在拔牙病例中，后牙段弓丝会呈一直线以利于关闭间隙。仅在水平向上进行弓丝弯制补偿牙弓第一序列，这样能使槽沟更紧贴托槽底板。弓丝上没有第二、三序列弯曲有利于弓丝在槽沟中就位。所有牙齿的转矩与轴倾角都预置在槽沟中。如果需要，可以预定增加 10° 转矩的弓丝来补偿治疗机制的影响（比如 Ⅱ 类牵引）；也可以在处方表中订购较宽（或

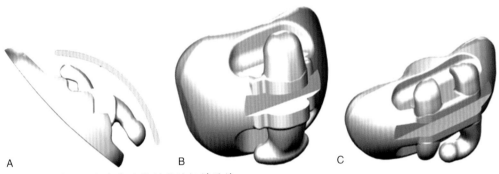

A   B   C

图 11.8 （A~C）减少舌体刺激的托槽设计

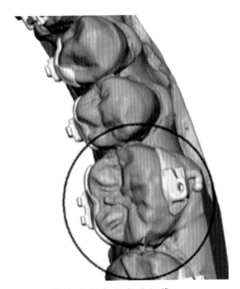

图 11.9 排齐过程中的磨牙颊管

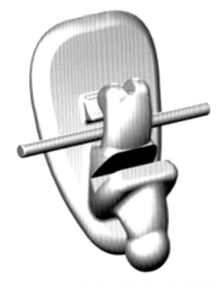

图 11.10 上、下切牙托槽的类自锁式槽沟设计

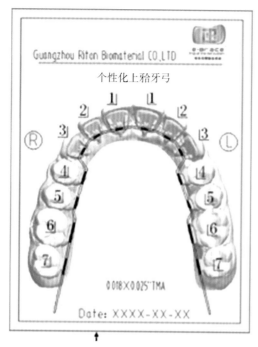

图 11.11 个性化弓丝通常只有横向的准确调整

较窄）的结束弓丝来纠正过窄（或过宽）的牙弓。我们强烈建议 eBrace 和 eLock 病例的结束弓丝应用全尺寸不锈钢丝或 TMA 丝。这样便不需要再订购附加额外转矩或补偿的弓丝。因为该系统仅使用平直弓丝，更换弓丝会比其他系统更容易，如果不锈钢丝或 TMA 丝断裂需换，可以自己弯制或订购额外的个性化弓丝。

具体病例的诊断排牙

公司的正畸实验室会依据正畸医生上传的治疗计划和处方表制作诊断排牙。

对于这个诊断排牙，可选择传统的石膏、蜡型或者数字化模型。DSL 确定好之后会通过邮件发给正畸医生一个 PDF 文件。

对于 DSL，需要评估提供的数字化牙列模型的精确度，对于舌侧矫治器，

印模的舌侧面必须清晰。若印模质量不佳，正畸医生会收到邮件，被告知重新寄一份印模。

瑞通公司对 eBrace 和 eLock 两个系统所使用的排牙软件相同：Ortho-Analyser（3Shape）软件和他们自己的软件。因此，若有正畸医生有 Ortho-Analyser 软件制作数字化排牙，并通过 Commnicator（3Shape，丹麦）寄给广州 Riton 生物材料公司。技师会浏览正畸医师上传的每一个病例的文件和治疗方案。若在数字化排牙的制作过程中对牙齿移动有任何疑问，都可以发邮件与技师讨论矫治计划。为保证诊断排牙的精准，排牙软件会自动计算出需要邻面去釉的位置和厚度。瑞通公司的客服人员一周 7d，一天 24h 都会在线，因此与技师间的沟通十分方便，他们也提供英文服务的技术人员。当然，正畸医生认真解答有关患者的问题也很重要。若公司发布排牙之后没有收到医生的确认回复，他们不会进入下一环节。

在现阶段，正畸医生只能使用 3D 阅览器在各个方向查看并分析原始牙列和排牙，除非正畸医生安装有 Ortho-Analyser 软件。当然，也可以用 PDF 文件或 3Shape 软件对治疗前后的牙列进行重叠对比。使用 3D 阅览器评估排牙后，正畸医生需要通过邮件来下达进一步指令。广州瑞通公司希望未来能为医生提供专业的排牙分析软件，用于简单的模型测量分析，甚至允许医生根据自己意愿对排牙进行微调。技术人员根据医生的要求对排牙进行简单的调整，这

些步骤是包含在总费用内，如果医生彻底更换治疗方案（例如从非拔牙矫治变为拔牙矫治）则需要收取额外费用。

　　间接黏结托盘和夹具有多种选择，切牙和尖牙可以使用塑料定位夹具，也可以订购全牙号的硅橡胶或透明间接黏结托盘。对于切牙和尖牙，可以设计黏结夹具，这些夹具能够保证再黏结的准确（图11.12）。

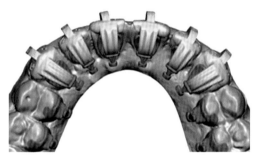

图 11.12　个别舌侧托槽的再定位夹具

第1部分、第2部分的补充书目

Auluck A. Lingual orthodontic treatment: what is the current evidence base? J Orthod, 2013, 40(suppl 1):S27–S33

Barthelemi S, Hyppolite M P, Palot C, et al. Components of overbite correction in lingual orthodontics: molar extrusion or incisor intrusion? Int Orthod, 2014, 12(4):395–412

Dalessandri D, Lazzaroni E, Migliorati M, et al. Self-ligating fully customized lingual appliance and chair-time reduction: a typodont study followed by a randomized clinical trial . Eur J Orthod, 2013, 35(6): 758–765

Galletti C, Fauquet-Roure C, Raybaud, P. Treatment of Class Ⅲ malocclusions in adults using the Incognito® lingual technique. Int Orthod, 2010, 8(3):227–252

Grauer D, Profft W R. Accuracy in tooth positioning with a fully customized lingual orthodontic appliance. Am J Orthod Dentofacial Orthop,2011, 140(3): 433–443

Grauer D,Wiechmann D, Heymann G C, et al.Computer-aided design/computer-aided manufacturing technology in customized orthodontic appliances. J Esthet Restor Dent, 2012, 24(1): 3–9

Huntley P N. Avoiding pitfalls in planning with the Incognito lingual system. J Orthod, 2013, 40(suppl 1): S54–S9

Hutchinson I, Lee J Y. Fabrication of lingual orthodontic appliances: past, present and future. J Orthod, 2013, 40(suppl 1): S14–S9

Knösel M, Klang E, Helms H J, et al. Lingual orthodontic treatment duration: performance of two different completely customized multi-bracket appliances (Incognito and WIN) in groups with different treatment complexities. Head Face Med, 2014, 1(10):46

Kwon S Y, Kim Y, Ahn, H W, et al. Computer-aided designing and manufacturing of lingual ?xed orthodontic appliance using 2D/3D registration software and rapid prototyping. Int J Dent, 2014, doi: 10 1155/2014/164164

Lawson R B. Class Ⅱ correction with the Incognito lingual appliance. J Orthod, 2013, 40(suppl 1):S49–S53

Lawson R B. Extraction treatment in lingual orthodontics. J Orthod, 2013, 40(suppl 1):S38–S48

Sifakakis I, Pandis N, Makou M, et al . A comparative assessment of torque generated by lingual and conventional brackets,Eur J Orthod, 2013, 35(3):375–380

Sifakakis I, Pandis N, Makou, M, et al. A comparative assessment of forces and moments generated by lingual and conventional brackets. Eur J Orthod, 2013, 35(1): 82–86

Wiechmann D, Klang E, Helms, H J, et al. Lingual appliances reduce the incidence of white spot lesions during orthodontic multibracket treatment. Am J Orthod Dentofacial Orthop, 2015, 148(3): 414–422

Wiechmann D, Gerss J, Stamm T,et al. Prediction of oral discomfort and dysfunction in lingual orthodontics: a preliminary report. Am J Orthod Dentofacial Orthop, 2008, 133(3): 359–364

Zinelis S, Sifakakis I, Katsaros C, et al. Microstructural and mechanical characterization of contemporary lingual orthodontic brackets . Eur J Orthod, 2014, 36(4): 389–393

第3部分　Harmony 矫治器系统

Chnng H.Kan, K.Hero Breuning

1979年，Fujta 首次提出舌侧矫治概念后，这项技术得到了长足发展[1-2]。在过去20年间，舌侧矫治器的生产工艺、矫治器的设计和生物学理念都有了巨大进步[3-5]。患者来到诊室，会主动问及甚至要求使用"相对隐形"的矫正方法。透明矫治器适应证有限，并且真正掌握该技术的医生十分稀缺，因此，舌侧矫正技术对于这些有需求的患者来说是不错的选择。除了美观之外，舌侧矫正技术还有其他优势：能避免牙齿唇面白垩色脱矿以及腭侧种植钉保护支抗。这些因素都使得舌侧矫正技术越来越被医患所接受。

传统矫治器

由于牙体舌面形态变异较大，生产舌侧托槽绝非易事。加工所制作个性化舌侧矫治器的过程需要复杂的工艺技术，并且对精度有极高要求。设计舌侧矫治器和3D打印蜡型的过程冗长耗时，而且需要将正畸医生的临床要求转换为排牙设计语言，并体现在舌侧矫治器的制作中。

Harmony 矫治器的说明

Harmony 矫治器最初是由 Patrick Curiel（巴黎的正畸医生）和 Philippe Salah（计算机技师）共同发明的，在法国和欧洲进行了一段时间临床应用之后，被美国 AO 公司（American Orthodontics）引进[8]。从那时起，该系统将最先进的计算机辅助生产与设计技术（CAD/CAM）与最严苛的生产工艺相结合。Harmony 矫治器是世界上首个拥有以下特点的正畸系统：

1. 数字化的技工室工作流程
2. 机器人弯制弓丝
3. 交互型自锁托槽
4. 个性化 3D 打印黏结底板
5. 前牙再定位夹具
6. 数字化辅助治疗监测
7. 再修改设置和弯制弓丝

数字化技工室工作流程

各种个性化舌侧矫治器的技工室流程都很相似，其主要步骤如下：第一步，获取高质量牙齿印模或口内扫描。印模通常由加聚型硅橡胶（PVS）材料获取，随后将石膏模型翻制一副作为研究模型。传统石膏模型的工作流程需要在半调节𬌯架上完成，以模拟下颌的运动范围。接下来，对石膏模型进行精密切割，将每一颗牙齿分离出来。之后便可以将牙齿重新排列获得理想的牙齿排列状态。此时，𬌯架可用来维持初始𬌯平面。

Harmony 和 eBrace/eLock 这两种个性化舌侧矫治器在排牙设计中只能使用数字化牙模。数字化技术的引入使整个过程更加简洁，而且能在虚拟排牙上设计个性化矫治器。数字化牙模的使用还有助于临床医生对错𬌯畸形进行诊断分析，并且借助可视化治疗效果帮助医生选择矫治器（个性化固定矫正还是隐形矫正）。与传统方法（石膏、蜡）相比，在错𬌯诊断分析、排牙预测与制作矫治器等各个环节使用数字化牙模，都能大幅度降低时间成本。此外，这一技术还能提高排牙的准确性，这是因为切割、分离石膏模型时石膏牙可能会缺损，而数字化牙冠分离的过程会避免这些误差。

牙冠的分割技术取决于选用的软件。在虚拟的诊断排牙中，模拟正畸治疗的牙齿移动能够在各个方向上被量化分析，不同治疗方案下的重新排牙也十分便捷。不论是选择牙弓扩展、邻面去釉还是拔牙方案，都能直观地进行方案评估。

需要注意的是，计算机设计的牙齿移动没有边界限制，电脑屏幕中设计的牙齿移动方案在现实中可能是无法实现的。

这种虚拟的数字化牙模技术不仅可应用于个性化舌侧矫治技术，还能用于个性化唇侧托槽系统的开发。

机器人弯制弓丝

由于牙齿的舌面形态通常存在很大的变异，因此预成托槽系统不适用于舌侧矫治技术（图 11.13）。并且个性化舌侧矫治器的位置，是由模拟排牙上设计的弓丝决定的，Harmony 系统采用的机器人弓丝弯制技术，在维持牙弓或实现理想牙弓形态方面表现更精准。机器

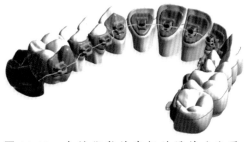

图 11.13　个性化黏结底板的设计（公司：American Orthodontics.）

人弯制弓丝的加力是随着弓丝序列递进逐渐增加的，这也使弓丝作用在牙齿的力量更加轻柔。机器人弯制技术的最大优势在于可以弯制出完全紧贴牙体舌面的弓丝，也就是结束弓丝，或称为"主导弓丝"，它确定了原始错𬌗牙列中各个托槽的位置。Harmony 系统的主导弓丝有三种类型：舌侧直丝弓丝、完全个性化弓丝和蘑菇形弓丝。弓丝与牙齿舌侧之间的距离由 3D 打印的金属托槽底板补偿，不同厚度的金属底板充填在牙体舌面和自锁托槽体部结构之间。因此，当使用传统蘑菇形弓丝时，托槽很厚重。Harmory 系统有很多弓丝可供选择，通过选择不同形态的弓丝，可以使弓丝尽可能地顺应牙齿舌面。若选择了"理想贴合度弓形"的弓丝，计算机会设计很多弓丝弯制，以实现弓丝紧贴牙齿舌面。Harmony 系统还为医生提供"优化弓形"的选择。若选择此弓形，弓丝弯制量能够减小，同时托槽的体积也能接受。当然，拔牙病例的弓丝形态会被调整以利于滑动内收，主导弓丝形态确定之后，机器人按照这一模板弯制不同尺寸和材质的弓丝。

交互式自锁托槽

舌侧托槽包括两个结扎翼（𬌗向、龈向）。这样设计能够缩小托槽体积，并缩短托槽间距。这点很重要，因为与唇侧托槽相比，舌侧托槽间距本来就更小。这一特点同时增加了临床医生在更换弓丝时的操作难度，从而增加椅旁时间，并对医生的技能提出了更高的要

求。这一潜在的因素也是医生对舌侧矫治望而却步的主要原因。也许 Harmony 系统的最大优势便是自锁开关（图11.14）。这一技术革新降低了正畸医生掌握舌侧矫治技术的门槛。自锁弹片能高效地将弓丝力量施加在托槽上，这意味着将不再需要费劲地采用结扎丝或结扎圈结扎。为了有效地将弓丝锁在槽沟中，舌侧自锁托槽需要更宽的体部设计，这样会缩短托槽间距。然而，对比自锁托槽带来的操作便捷，牺牲一些托槽间距也是值得的。

个性化舌侧自锁托槽给舌侧矫治带来了新的优势：它能帮助正畸医生缩短弓丝更换时间，有利于实现轻力矫治原则，降低摩擦力，便于滑动内收并且更适合在排牙阶段使用推簧。习惯使用唇侧自锁托槽的临床医生往往不擅长在舌侧矫正中采用传统结扎，因此他们可以选择这种舌侧自锁托槽系统。

个性化黏结底板

数字化排牙模型能够应用于制作个性化底板，在常规排牙设计时，计算机模型可以辅助设计黏结底板（图11.13）。这能确保黏结底板覆盖牙面的区域得到优化设计，让托槽与牙体舌面形态更加吻合。此外，底板面积的增加有利于提高托槽黏结强度（图11.14）。托槽黏结底板设计完成后，便开始生成底板与自锁托槽之间的连接体，个性化设计的连接体能保证舌侧托槽尽可能小巧。

前牙定位夹具

一般情况下，Harmony 舌侧托槽被嵌入在黏结托盘里，通过黏结托盘将托槽转移到口内。但对于一些特殊病例，由于拥挤度过大或个别牙萌出不足，无法在治疗初期进行托槽黏结。Harmony 系统为医生提供了切牙和尖牙的托槽定位夹具，这能帮助正畸医生在条件允许时对这些牙位进行单独黏结（图11.15）。这些夹具在托槽脱落需重新黏结的情况下同样适用。

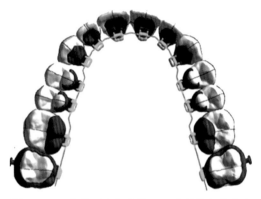

图 11.14　𬌗垫型底板设计，可用于增加固位力并打开咬合（公司：American Orthodontics.）

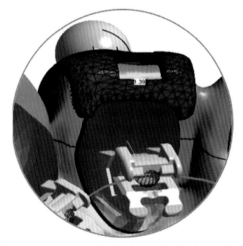

图 11.15　再定位夹板的设计（公司：American Orthodontics.）

数字化辅助治疗

Harmony 系统借助数字化诊断排牙模拟治疗方案，使治疗目标可视化。这能协助临床医生进行更精确的诊断并制订治疗计划，帮助医生预测矫治过程中和治疗结束可能出现的问题。治疗过程中，阶段性印模和口内扫描像可用来评估治疗进展。如有需要，可以根据阶段性排牙修改原始治疗方案，并重新订购弓丝完成新的矫治目标。此外，临床医生还可以根据需要在治疗过程中增加弹性牵引或者使用类似 Forsus 的 II 类矫治装置（图 11.16）。

讨 论

根据最新发表的一篇系统性回顾，相比唇侧矫治器，舌侧矫治器更容易引起口腔不适[9]。此外，舌侧矫治器对发音也有一定影响，影响程度和矫治器的设计有一定相关性。因此，矫治器的精确设计就显得十分重要。与个性化舌侧矫治器（Incognito、Harmony、eBrace/eLock）相比，传统舌侧矫治器的树脂底板较厚，患者异物感更明显。

文献中提到，舌侧矫治器的另一个缺点就是尖牙宽度的改变（开弓扩弓）[10]。文章指出，大部分舌侧矫治的病例，尖牙间的宽度会增加。数字化定制能让矫治计划在细节上更精确，并能准确预测治疗后牙弓形态。再加上使用机器人弯制弓丝，能进一步减少不必要的扩弓（图 11.17）

舌侧矫治系统的一个主要问题是舌侧病例的弓丝弯制，对医生来说，在舌侧弓丝上弯制复杂的三个序列有一定难度。但随着口内扫描技术在正畸临床中应用普及，向公司订购阶段性弓丝和后续结束弓丝也更加简单。阶段性弓丝的使用能有效纠正治疗过程中出现的副作用，这让舌侧矫治病例进展更顺利。

结 论

Harmony 系统是一个极具创新的矫治体系，包括了数字化技术所带来的诸多优势。舌侧自锁托槽和机器人弯制弓丝的结合使其在治疗效果和效率方面与传统唇侧矫治器相媲美，而且更美观，它是现代正畸治疗的首选。

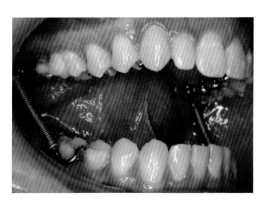

图 11.16 Harmony 舌侧矫治系统与 Forsus 联合应用（公司：3M and American Orthodontics.）

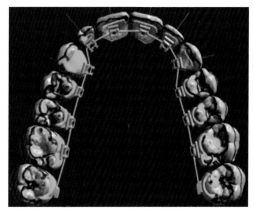

图 11.17 个性化舌侧丝的设计（公司：American Orthodontics.）

参考文献

[1] Fujita K. Multilingual-bracket and mushroom arch wire technique: a clinical report. Am J Orthod, 1982,82:120–140

[2] Fujita K.New orthodontic treatment with lingual bracket mushroom arch wire appliance. Am J Orthod, 1979,76:657–675

[3] Hutchinson I,Lee J Y. Fabrication of lingual orthodontic appliances: past, present and future. J Orthod, 2013,40 (suppl 1): S14–S19

[4] Ye L,Kula, K S. Status of lingual orthodontics.World J Orthod, 2006,7: 361–368

[5] Sharif M O,Waring D, Malik O H. Lingual orthodontics: the future? Int J Orthod Milwaukee, 2015, 26, 49–52

[6] Wilmes B, Nienkemper M, Mazaud-Schmelter M, et al.Combined use of Beneslider and lingual braces, mechanical aspects and procedures. Orthod Fr,2013, 84, 347–359

[7] Wiechmann D, Klang E, Helms H J, et al. Lingual appliances reduce the incidence of white spot lesions during orthodontic multibracket treatment. Am J Orthod Dentofacial Orthop,2015, 148, 414–422

[8] American Orthodontics.he Harmony System [2016-11-21] http://www american ortho com/harmony html

[9] Long H, Zhou, Y, PyakurelU, et al.Comparison of adverse effects between lingual and labial orthodontic treatment: a systematic review. Angle Orthodontist, 2013,83 (6):1066–1073

[10] Khattab T Z, Hajeer M Y, Farah H, et al. Maxillary dental arch changes following the leveling and alignment stage with lingual and labial orthodontic appliances: a preliminary report of a randomized controlled trial. Contemp Dent Pract,2014, 15 (5): 561–566

附 录

3D Systems 333 hree D Systems Circle, Rock Hill, SC, USA

3dMD LLC 3200, Cobb Galleria Parkway 203, Atlanta, GA, USA

3M I–94 and McKnight, StPaul, MN, USA

3Shape Headquarters Europe,Middle East & Africa Sales: Holmens Kanal 7, 1060, Copen–hagen, Denmark

Align Technology, Inc. 2560 Orchard Parkway, San Jose, CA, USA

American Orthodontics 3524 Washington Avenue P.O. Box 1048 Sheboygan,WI 53081–1048, USA

Anatomage Inc: 111N.Market St., Suite 500, San Jose, CA, USA

Dental Monitoring 47 Avenue Hoche, 75008, Paris, France

Dolphin Imaging & Management Solutions 9200 Eton Ave., Chatsworth, CA, USA

Exceed-Ortho Roosikrantsi 2 K–120, Tallinn 10119, Estonia

Great Lakes Orthodontics 200 Cooper Avenue, Tonawanda, NY, USA

Guangzhou Riton Biomaterial Co Unit 101–103, Floor 1, Research District A and B, Luo Xuan Road, 3 Gangzhou, International Bioisland, China

Image Instruments Olbernhauer Str. 5, 09125 Chemnitz, Germany

Kerr Corporation Via Strecce 4, PO BOX 268, 6934 Bioggio, Switzerland

Medicim Company Stationsstraat 102, b6–2800 Mechelen, Belgium

Memotain 10 Willettstraße, 40822 Mettmann, Germany

Opal Orthodontics 505 West, 10200 South, South Jordan, UT, USA

OraMetrix 2350 Campbell Creek Blvd, Suite 400, Richardson, TX, USA

Ormco 1717West Collins,Orange, CA, USA

Ortho Caps GmbH 8An der Bewer, 59069 Hamm, Germany

Ortholab 8 Dorpsplein, 3941JH, Doorn, the Netherlands

Orthoproof 8–C Edisonbaan, 3439 MN Nieuwegein, the Netherlands

Planmeca Oy Asentajankatu 6, FIN–00880, Helsinki, Finland

Sirona Dental Systems GmbH Fabrikstraße 31D–64625 Bensheim, Germany

suresmile 2350 Campbell Creek Blvd, Suite 400, Richardson, TX, USA

TOP-Service für Lingualtechnik GmbH 81Schledehauser Straße, 49152 Bad Essen, Germany